薬機法・再生医療法に基づく

再生医療等製品及び特定細胞加工物に係る業許可・更新申請等の手引き

～再生医療に携わる国内外の企業・医療機関のために～

Forum for Innovative Regenerative Medicine
一般社団法人再生医療イノベーションフォーラム 著

誠文堂新光社

はじめに　INTRODUCTION

　本手引きは、企業等が再生医療等製品を製造販売等しようとする際に、又は特定細胞加工物の製造を行おうとする際に、必要となる業許可等に係る法的要件や手続きを示し、再生医療産業のさらなる発展と企業等による適切な製造販売等の活動の維持・向上に資することを目的とする。

　本邦では、世界に先駆けて整備された規制制度のもと、細胞加工物（再生医療等製品及び特定細胞加工物）を用いる『再生医療』が推進されている。「医薬品、医療機器等の品質、有効性及び安全性の確保等に関する法律」（昭和35年法律第145号）及び「再生医療等の安全性の確保等に関する法律」（平成25年法律第85号）は、それぞれ再生医療等製品の製造販売業、製造業及び販売業、並びに特定細胞加工物の製造に対する許可等の制度を設け、その人的要件や構造設備の基準等を定めている。

　再生医療は多岐にわたる。したがって、細胞加工物に係る製造・品質管理、販売、安全管理等の具体的方法は、製品や医療の特徴をふまえてケース・バイ・ケースで採用されるものであり、画一的に述べることは難しい。一方で、細胞加工物の製造等を責任もって行うためには、細胞加工物の種類にかかわらず、その土台となる組織体制が必要である。これらの行為を業として行おうとする企業等は、その組織体制が法的要件を満たすことを規制当局に示した上で、業許可等を取得し、かつ適切に管理しなければならない。

　さらに、「薬機法等制度改正に関するとりまとめ」（平成30年12月25日厚生科学審議会医薬品医療機器制度部会）及び「医薬品、医療機器等の品質、有効性及び安全性の確保等に関する法律」の改正法案（第198回国会）では、再生医療等製品を含む医薬品等の製造・流通・販売に関わる者のガバナンスの強化等についても言及されており、許可等業者の法令遵守、法令遵守のための体制整備等の必要な措置、責任者・管理者等の選任等の義務を促すための制度改正も想定される。

　本手引きは、このような活動を円滑に進めていただくための基本的な情報を集約したものとして、一般社団法人再生医療イノベーションフォーラム（FIRM）を中心に作成されたものである。本分野に参画する企業等に、業態の重要性を再認識していただくことで、安全で優れた再生医療等が医療現場に届くことを期待する。

令和元年7月
FIRM 規制制度部会
業許可申請等の手引き作成 WG

目次

はじめに 3
用語定義 6

1. 概論 9
1.1 再生医療等製品と特定細胞加工物 10
1.1.1 再生医療等製品 10
1.1.2 特定細胞加工物 11
1.2 再生医療等製品の業態 12
1.2.1 製造販売業 13
1.2.2 製造業 13
1.2.3 販売業 14
1.3 特定細胞加工物の業態 15
1.4 許可権者について 16

2. 薬機法における申請等手続き 17
2.1 基本情報（薬機法） 18
2.1.1 FD申請 18
2.1.2 業者コード 18
2.1.3 製造販売業 19
2.1.3.1 再生医療等製品製造販売業の許可申請 19
2.1.3.2 再生医療等製品製造販売業許可の更新申請 22
2.1.3.3 再生医療等製品製造販売業の許可事項の変更届 22
2.1.3.4 再生医療等製品製造販売業の各種届出等 23
2.1.4 製造業 25
2.1.4.1 再生医療等製品製造管理者の承認申請 25
2.1.4.2 再生医療等製品製造業の許可申請 26
2.1.4.3 再生医療等製品製造業許可の更新申請 28
2.1.4.4 再生医療等製品外国製造業者の認定申請 29
2.1.4.5 再生医療等製品外国製造業者認定の更新申請 31
2.1.4.6 再生医療等製品製造業の許可・認定事項の変更届 32
2.1.4.7 再生医療等製品製造業の各種届出等 32
2.1.5 販売業 34
2.1.5.1 再生医療等製品販売業の許可申請 34
2.1.5.2 再生医療等製品販売業許可の更新申請 36
2.1.5.3 再生医療等製品販売業の許可事項の変更届 36
2.1.5.4 再生医療等製品販売業の各種届出等 36
2.2 想定事例（薬機法） 37

3. 再生医療法における申請等手続き ………………………… 43
3.1 基本情報(再生医療法) ………………………… 44
3.1.1　各種申請書作成支援サイト ………………………… 44
3.1.2　特定細胞加工物製造事業者 ………………………… 45
　3.1.2.1　特定細胞加工物の製造の許可申請・届出等 ………………………… 45
　3.1.2.2　特定細胞加工物の製造の許可・認定の更新申請 ………………………… 47
　3.1.2.3　特定細胞加工物の製造・品質管理の体制 ………………………… 48
　3.1.2.4　特定細胞加工物の製造の許可等事項に関する変更届 ………………………… 49
　3.1.2.5　特定細胞加工物の製造に関する定期報告 ………………………… 49
　3.1.2.6　特定細胞加工物製造事業者の各種届出等 ………………………… 50
3.2 想定事例(再生医療法) ………………………… 51

4. 業態管理等に関する特記事項 ………………………… 53
4.1 責任者の要件や兼務等について(共通) ………………………… 54
4.2 業許可等申請のタイミングについて(再生医療等製品製造販売業・製造業関係) ………………………… 56
4.3 製造業許可の必要な範囲について(再生医療等製品製造業関係) ………………………… 57
4.4 生物由来製品との関係について(薬機法関係) ………………………… 58
4.5 マスターファイル登録時の業者コードについて(薬機法関係) ………………………… 58
4.6 その他の関連規制 ………………………… 58

5. 薬機法の改正(参考) ………………………… 61
5.1 再生医療等製品製造販売業者に関する改正(改正法案からの想定) ………………………… 63
5.2 再生医療等製品製造業者に関する改正(改正法案からの想定) ………………………… 64
5.3 再生医療等製品販売業者に関する改正(改正法案からの想定) ………………………… 65

6. 様式集 ………………………… 67

7. 参考通知一覧(CD-ROM収録) ………………………… 107
索引 ………………………… 110
FIRMについて ………………………… 111
執筆者一覧(FIRM) ………………………… 112

用語定義

薬機法	医薬品、医療機器等の品質、有効性及び安全性の確保等に関する法律（昭和35年法律第145号）
薬機法令	医薬品、医療機器等の品質、有効性及び安全性の確保等に関する法律施行令（昭和36年政令第11号）
薬機法規則	医薬品、医療機器等の品質、有効性及び安全性の確保等に関する法律施行規則（昭和36年厚生省令第1号）
GCTP省令	再生医療等製品の製造管理及び品質管理の基準に関する省令（平成26年厚生労働省令第93号）
GQP省令	医薬品、医薬部外品、化粧品及び再生医療等製品の品質管理の基準に関する省令（平成16年厚生労働省令第136号）
GVP省令	医薬品、医薬部外品、化粧品、医療機器及び再生医療等製品の製造販売後安全管理の基準に関する省令（平成16年厚生労働省令第135号）
再生医療法	再生医療等の安全性の確保等に関する法律（平成25年法律第85号）
再生医療法令	再生医療等の安全性の確保等に関する法律施行令（平成26年政令第278号）
再生医療法規則	再生医療等の安全性の確保等に関する法律施行規則（平成26年厚生労働省令第110号）
再生医療等製品	薬機法第2条第9項に規定する再生医療等製品
特定細胞加工物	再生医療法第2条第4項に規定する特定細胞加工物（再生医療等に用いられる細胞加工物のうち再生医療等製品であるもの以外のもの）
再生医療等製品製造販売業	薬機法第23条の20の許可を受け、業として、再生医療等製品を製造販売するもの
外国製造再生医療等製品特例承認取得者	薬機法第23条の37第1項の承認を受け、外国において製造等した再生医療等製品を本邦に輸出し、本邦の再生医療等製品製造販売業者を選任して製造販売をさせるもの
選任外国製造再生医療等製品製造販売業者	薬機法第23条の37第4項に規定する外国製造再生医療等製品特例承認取得者が選任した再生医療等製品製造販売業者
再生医療等製品製造業	薬機法第23条の22の許可を受け、業として、再生医療等製品の製造工程の全部又は一部を行うもの（薬機法規則第137条の9）

再生医療等製品製造業(包装等)	薬機法第23条の22の許可を受け、業として、再生医療等製品の製造工程のうち包装、表示又は保管のみを行うもの（薬機法規則第137条の9第2号）
再生医療等製品外国製造業者	薬機法第23条の24の認定を受け、外国において本邦に輸出される再生医療等製品を製造するもの
再生医療等製品販売業	薬機法第40条の5の許可を受け、業として、再生医療等製品を販売等するもの
特定細胞加工物製造事業者	再生医療法第35条第1項の許可、若しくは第39条第1項の認定を受け、又は第40条第1項の届出をし、特定細胞加工物の製造を行うもの

CHAPTER 1 概論

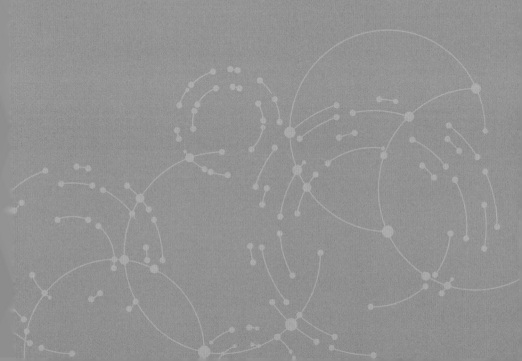

1. 概論

1.1 再生医療等製品と特定細胞加工物

一般的に「再生医療」や「細胞治療」は、主に次の2つに分類できる。

① 薬機法下で製造販売された再生医療等製品を承認内容に従って用いるもの
② 再生医療法下で医療行為の一環として製造された特定細胞加工物を再生医療等提供計画に従って用いるもの

これら以外に、治験（薬機法）や、再生医療等製品の適応外使用を伴う臨床研究（再生医療法）等が想定される。いずれの場合も、一定の製造・品質管理[※1]のもとで再生医療等製品や特定細胞加工物が製造されることが前提である。さらに、再生医療等製品の場合には、市販する製品としての品質管理や安全管理等も求められる。したがって、これらの行為を行おうとする企業等は、それぞれの法律で示された要件等をふまえた構造設備や体制を整え、適切な手続きを行い、しかるべき業態を取得する必要がある。再生医療等製品と特定細胞加工物の違いについて以下に要約する。

1.1.1 再生医療等製品

薬機法において定義される製品カテゴリーのひとつで、人又は動物の身体の構造・機能の再建等や疾病の治療・予防を目的とする細胞加工製品と、疾病の治療を目的とする遺伝子治療用製品が含まれる。非臨床試験や治験の結果等をふまえて企業等から製造販売承認申請され、独立行政法人医薬品医療機器総合機構（以下「PMDA」）による審査を経て、一定の適応疾患等に対する安全性及び有効性が示されたもの（薬機法第23条の26に基づく「条件及び期限付承認」の場合は、安全性が確認され、有効性が推定された、均質でないもの）として厚生労働大臣に承認されるものである。製品として、常に一定の品質が確保された状態で出荷される。

[※1] 再生医療等製品の場合はGCTP省令、特定細胞加工物の場合は再生医療法第44条に規定する特定細胞加工物製造事業者の遵守事項に基づく製造・品質管理

🔍 「再生医療等製品」の定義（薬機法第2条第9項）

「再生医療等製品」とは、次に掲げる物であって、政令※2で定めるものをいう。

一 次に掲げる医療又は獣医療に使用されることが目的とされている物のうち、人又は動物の細胞に培養その他の加工※3を施したもの
　　イ　人又は動物の身体の構造又は機能の再建、修復又は形成
　　ロ　人又は動物の疾病の治療又は予防
二 人又は動物の疾病の治療に使用されることが目的とされている物のうち、人又は動物の細胞に導入され、これらの体内で発現する遺伝子を含有させたもの

1.1.2　特定細胞加工物

　臨床研究や自由診療においては、再生医療等製品を用いた公的保険診療以外にも、上枠内のイ及び／又はロと同じ目的で、細胞に加工を施したもの（細胞加工物）を用いる「再生医療等技術」が提供される。この場合、（再生医療等製品を適応外使用するケースを除き）医療行為に用いられる細胞加工物は、再生医療等製品のように承認を受けた製品ではなく、あくまでも医療行為の一環として製造されるものであり、「特定細胞加工物」として定義される。その製造は、医療機関内で行われる場合もある一方で、医療機関から外部の細胞培養加工施設に委託される場合もある。再生医療等技術を提供しようとする医療機関は、再生医療法に基づき、製造委託の有無や細胞培養加工施設に関する情報を含め、医療ごとの計画を作成し、認定再生医療等委員会の意見を付して、厚生労働大臣に提出する必要がある。

🔍 「特定細胞加工物」の定義（再生医療法第2条第4項）

「細胞加工物」とは、人又は動物の細胞に培養その他の加工を施したものをいい、「特定細胞加工物」とは、再生医療等に用いられる細胞加工物のうち再生医療等製品であるもの以外のものをいう。

※2 政令：薬機法施行令第1条の2（別表第二）
※3 加工：H26.8.12 薬食機参発0812第5号（記の第1の3）

1.2 再生医療等製品の業態

　再生医療等製品を製造販売しようとする場合には、他の医薬品等と同様に、品目ごとに厚生労働大臣の承認を受けなければならない（薬機法第23条の25第1項）。ただし、その承認を取得した者が、当該製品の製造から販売までの全ての行為を担うとは限らない。事業形態によっては、承認取得者が自社製品として市場に対する最終責任は持ちながらも、製造や販売の行為を他に委託する場合も想定される。したがって、「製造販売」と、「製造」や「販売」といった行為は区別して考えなければならない（図1）。

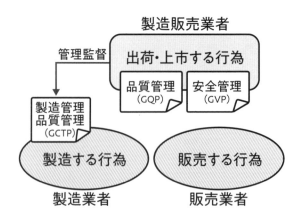

図1　薬機法における3つの業態（製造販売業、製造業、販売業）

1.2.1 製造販売業 【▶ 2.1.3】

　業として※4、国内で医薬品等を上市しようとする場合には、その製品の規制区分に応じた製造販売業の許可を受けることが必要である。「製造販売」とは、その「製造等」（他に委託して製造をする場合を含み、他から委託を受けて製造をする場合を除く。）をし、又は輸入をした医薬品（原薬を除く。）、医薬部外品、化粧品、医療機器若しくは再生医療等製品を、それぞれ販売し、貸与し、若しくは授与し、又は医療機器プログラム（医療機器のうちプログラムであるものをいう。）を電気通信回線を通じて提供することをいう（薬機法第2条第13項）。すなわち、製造販売業とは、自ら製造したかどうかにかかわらず、市場に対する最終責任を持って、製品を市場に提供するものである。したがって、再生医療等製品を製造販売しようとする場合には、**再生医療等製品製造販売業**の許可を受ける必要がある（薬機法第23条の20第1項）。

1.2.2 製造業 【▶ 2.1.4】

　業として、再生医療等製品を製造しようとする場合には、厚生労働省令で定める区分に従い、国内又は外国の製造所ごとに、**再生医療等製品製造業**の許可又は認定を受ける必要がある（薬機法第23条の22第1項、第23条の24第1項）。なお、厚生労働省令が定める区分には包装等（包装、表示又は保管）が規定されているため、包装等のみを行う場合にあっても**再生医療等製品製造業（包装等）**の許可又は認定を受ける必要がある（薬機法規則第137条の9第2号、第137条の19第2号）。

　ここでいう製造業とは、製造販売業とは異なり、製造行為のみを行う業態である。したがって、製造販売業者が自ら製造しようとする場合には、製造業の許可を受ける必要がある。逆に言えば、製造業者は、製品を製造販売することはできない。ただし、製造業者間にのみ中間製品等を流通する場合は「製造販売」に該当しないため、製造販売業の許可は不要である。

　※4「業として」とは、一般的に、ある行為が反復継続的に行われ社会通念上事業の遂行とみることができる程度のものを指す。

1.2.3 販売業 【▶ 2.1.5】

業として、再生医療等製品を販売等（販売、授与、又は販売・授与の目的で貯蔵・陳列）しようとする場合には、営業所ごとに、**再生医療等製品販売業**の許可を受ける必要がある（薬機法第40条の5第1項）。したがって、販売代理店や、自ら販売等しようとする製造販売業者は、販売業の許可を受けなければならない。

ただし、薬機法第40条の5第1項によると（**図2**）、再生医療等製品製造販売業者が自ら製造等又は輸入した再生医療等製品を、再生医療等製品製造販売業者・製造業者・販売業者に販売等する場合、また、再生医療等製品製造業者が自ら製造した再生医療等製品を、再生医療等製品製造販売業者・製造業者に販売等する場合は、この限りではない。さらに、厚生労働大臣が指定する製品[※5]の場合、再生医療等製品製造販売業者が自ら製造等又は輸入した再生医療等製品を、医師・歯科医師・獣医師、又は病院・診療所・飼育動物診療施設の開設者に販売等する場合も、この限りではない。

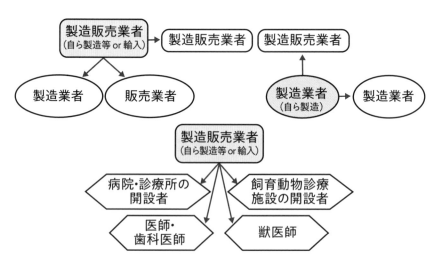

図2 販売業が不要の場合（薬機法第40条の5第1項ただし書）

[※5]「厚生労働大臣の指定する再生医療等製品」とは、再生医療等製品の全部を指す（H26 厚生労働省告示第319号）。

1.3 特定細胞加工物の業態 【▶ 3.1.2】

再生医療法に基づき、再生医療等を提供しようとする医療機関（医療法（S23法律第205号）における病院又は診療所）は、あらかじめ当該医療の内容、安全性や妥当性等を含む計画（再生医療等提供計画）について、認定再生医療等委員会の審査を受け、その意見書等を付した上で、再生医療等提供計画を厚生労働大臣に提出しなければならない。再生医療等提供計画を提出した医療機関は、当該再生医療等を提供することができる。加えて、当該医療機関は、その医療に用いる特定細胞加工物を同一の医療機関内で製造する場合には、**特定細胞加工物製造事業者**の細胞培養加工施設として届け出る必要がある。

一方、再生医療等を提供しようとする医療機関が特定細胞加工物の製造を他に委託しようとするときは、特定細胞加工物製造事業者に委託しなければならない（再生医療法第12条）。したがって、医療機関から特定細胞加工物の製造を受託しようとする企業等は、特定細胞加工物製造事業者として細胞培養加工施設ごとに許可若しくは認定を受ける、又は届出を行う必要がある（**図3**）。なお、手続きの形式は、細胞培養加工施設が、医療機関内に設置されるもの、再生医療等製品製造業の許可を受けた製造所に該当するもの、又は臍帯血供給事業者の許可を受けた者が臍帯血供給事業の用に供するものの場合は「届出」（再生医療法第40条）、それ以外の場合は「許可申請」（再生医療法第35条）、外国の細胞培養加工施設の場合は「認定申請」（再生医療法第39条）となる。いずれの手続きでも要件は同じであるが、許可申請及び認定申請の場合は、細胞培養加工施設の構造設備に関するPMDAによる調査が行われる。

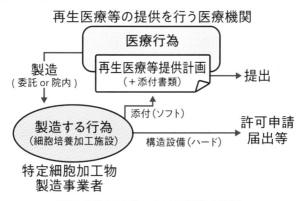

図3 再生医療法における製造の業態

1.4 許可権者について

次項以降、それぞれの業に関する手続き等についてまとめるが、**表1-1**のとおり、業ごとに許可権者が異なるため、申請等手続きの際には留意されたい。

表1-1　再生医療等製品及び特定細胞加工物の業許可申請等に係る許可権者

再生医療等製品			
製造販売業者			再生医療等製品総括製造販売責任者がその業務を行う事務所の所在地の都道府県知事 （薬機法令第80条、薬機法規則第137条の2）
製造業者	国内	包装等区分	地方厚生局長 （薬機法第81条の4、薬機法規則第137条の8、第281条）
		それ以外	
	外国製造業者		厚生労働大臣 （薬機法第23条の22～24）
販売業者			その営業所の所在地の都道府県知事 （薬機法第40条の5、薬機法規則第196条の2）
特定細胞加工物			
製造事業者	許可申請		地方厚生局長 （再生医療法規則第118条）
	届出		
	認定申請		厚生労働大臣 （再生医療法第39条）

本手引きでは、あくまでも法令等において規定される原則的な申請等資料の提出部数等を示すが、実際に所轄の地方厚生局や都道府県等に提出する際には、それらの行政窓口用の複写を提出することなどがある。したがって、実際の手続きの際には、それぞれ関連する行政窓口のウェブページ等を確認されたい。なお、本文中において参照した通知は「**7. 参考通知一覧（CD-ROM収録）**」に一覧する。

CHAPTER 2

薬機法における申請等手続き

2. 薬機法における申請等手続き

2.1 基本情報（薬機法）

　主な申請等手続きにおける申請書類等の詳細を以下に示す。各責任者の要件等は「**4.1 責任者の要件や兼務等について（共通）**」に、各種申請書の様式は「**6. 様式集**」にまとめる。

2.1.1 FD申請

　製造販売業及び製造業に関する主な手続きは、厚生労働省による専用の申請ソフトを用いて、FD（フレキシブルディスク）又はCD-Rにより申請すること（以下「FD申請」）が推奨される。一方、販売業に関する手続きは、現状FD申請には対応していない。

　FD申請を行う場合は、厚生労働省ウェブページ（https://web.fd-shinsei.go.jp）より、専用の電子申請ソフト（無償）をダウンロードして使用する必要がある。なお、当該ソフトはアップデートされることがあるため、使用する前には最新版であることを確認すること。詳細はFD申請の取扱い等に関する実施要領等を参照されたい（H26.10.27 薬食審査発1027第3号）。

2.1.2 業者コード

　薬機法における製造販売業者、製造業者及び販売業者には、その事務所（製造所、営業所を含む。）ごとに「業者コード」が与えられ、この業者コードを使用して業許可申請等を行う。ただし、医薬品や医療機器など、他の業態の許可申請時に既に業者コードを取得している事務所が、別の業態の許可申請を行う場合には、新たに業者コードを取得する必要はない。

　新たに業許可申請する際は、あらかじめ「業者コード登録票」（H26.10.27 薬食審査発1027第3号の様式1）により、都道府県を経由して医薬・生活衛生局担当課へ提出すれば、本社及び事務所に各々の業者コードが付与される。

　なお、新規に再生医療等製品外国製造業者コードを取得する場合は、上述の様式1をPMDAの審査業務部業務第二課へFAXで提出すること。その際、全ての再生医療等製品外国製造業者に関する情報を記入し、「都道府県」欄には登録する再生医療等製品外国製造業者の国名を記入すること。登録の申請者の「住所、氏

名、担当者」の部分には、申請代行者の住所、氏名及び担当者名を記入する。社印は不要である。

2.1.3 製造販売業
2.1.3.1 再生医療等製品製造販売業の許可申請

【法令・通知】	薬機法第23条の20及び第23条の21、令第43条の2、規則第137条の2
【許可権者】	「主たる機能を有する事務所」の所在地の都道府県知事
【申請窓口】	実際は各都道府県の薬務課等が窓口となるため、所轄の都道府県ウェブページ等を確認すること。
【有効期間】	5年　　※5年ごとに更新を受けなければ、その効力を失う。
【手数料】	要確認　　※所轄の都道府県ウェブページ等を確認すること。
【業者コード】	事前に取得（**2.1.2**参照）

一般的な提出資料一覧を**表2-1**に示す。詳細は所轄の各都道府県ウェブページ等を確認すること。各提出書類の記載例が示されている場合もある。

加えて、薬機法改正により、許可申請書への記載事項が法律に定められ、法人の場合は「薬事に関する業務に責任を有する役員の氏名」が追加される可能性がある（**5.1**参照）。

表2-1 再生医療等製品製造販売業の許可申請に係る提出資料一覧

提出資料	詳細	様式
製造販売業許可申請書	・FD申請が推奨される（**2.1.1**参照）。 ・鑑と電子データ（FD又はCD-R）を提出する。 ・鑑の申請者氏名の部分に押印する（法人の場合は代表者印、個人の場合は個人印）。 ・原則として、正本1通を提出するが、副本が必要となる場合もあるため、各都道府県に確認すること。	様式第九 (FD申請様式A06)
（添付書類）		
① 登記事項証明書 （申請者が法人の場合）	・法務局の登記所で取得する（法務省ウェブページ等を参照）。 ・発行日より6ヵ月以内のもの。 ・事業目的（定款）として、再生医療等製品の製造販売を行う旨が記載されていること。	無
② 医師の診断書	・申請者（法人の場合はその業務を行う役員）が、精神の機能の障害、又は麻薬、大麻、あへん若しくは覚醒剤の中毒者であるか否かに関するもの。 ・申請者が法人である場合、当該許可に係る都道府県知事がその役員の職務内容から判断して業務に支障がないと認めた時は、当該診断書に代えて、同内容に該当しないことを疎明する書類を提出することができる。 ・発行日より3ヵ月以内のもの。 ・代表権のある取締役の全員が、業務を行う役員に該当する。	無
③ 当該製造販売業の許可証の写し （申請者が現に製造販売業の許可を受けている場合）	・申請者が現に医薬品や医療機器等の製造販売業の許可を受けている場合は、当該製造販売業の許可証の写しを提出すること。	無
④ 組織図、又は業務分掌表 （申請者が法人の場合）	・業務を行う役員を明確に記載する。	無
⑤ 総括製造販売責任者の雇用契約書、又は使用関係証明書	・申請者又は業務を行う役員が、総括製造販売責任者の場合は不要となる。 ・役員が総括製造販売責任者である場合は、当該者が当該法人の役員であることを証する書類を提出すること。	無
⑥ 総括製造販売責任者の資格を証する書類	・例えば、従事年数証明書、卒業証書の写し又は卒業証明書等、薬剤師免許証の写し、従事証明書等を提出する。	無

⑦ 品質管理に係る体制に関する書類	・会社組織において、GQP部門及びGVP部門、並びに総括製造販売責任者、品質保証責任者、安全管理責任者が把握できる組織（体制）図を提出する。 ・品質保証責任者が製造販売業の主たる機能を有する事務所と異なる場所に所在する場合にあっては、その所在地が分かる資料を提出すること。	無
⑧ 製造販売後安全管理に係る体制に関する書類	・製造販売業者の主たる機能を有する事務所において、GQP省令第21条において準用する第15条の規定に基づき、製品（中間製品を除く。）を貯蔵等する場合にあっては、その貯蔵等を行う設備の平面図を提出すること。 ・GQP省令及びGVP省令に係る手順書等を準備する。	無

2.1.3.2 再生医療等製品製造販売業許可の更新申請

【法令・通知】	薬機法規則第137条の6
【許可権者】	「主たる機能を有する事務所」の所在地の都道府県知事
【申請窓口】	実際は各都道府県の薬務課等が窓口となるため、所轄の都道府県ウェブページ等を確認すること。
【申請時期】	5年の有効期間内(繰り上げ更新も可能)
【手数料】	要確認　※所轄の都道府県ウェブページ等を確認すること。
【業者コード】	初回申請時のものを使用(**2.1.2**参照)

「製造販売業許可更新申請書」(様式第十一)(FD申請様式A16)の他、原則として当該許可に係る許可証(原本)を提出する。詳細は所轄の都道府県ウェブページ等を確認すること。

2.1.3.3 再生医療等製品製造販売業の許可事項の変更届

　再生医療等製品製造販売業者は、その許可事項(製造販売業者の氏名・住所、主たる機能を有する事務所の名称・所在地、業務を行う役員の氏名、総括製造販売責任者の氏名・住所、他の種類の製造販売業許可の取得、当該許可に係る事業の廃止)を変更したときには、30日以内に所轄の都道府県に「変更届書」(様式第六)(FD申請様式A46)及び必要な添付書類を提出する(薬機法第23条の36第1項、薬機法規則第137条の65)。ただし、詳細は所轄の都道府県ウェブページ等を確認すること。

2.1.3.4 再生医療等製品製造販売業の各種届出等

製造販売業に係る各種届出等として、許可・更新申請及び変更届以外に以下のものが想定される。それぞれ必要な提出資料の一覧が都道府県ウェブページ等に明記されていることもあるため参照されたい。

(1) 休止、廃止、再開届（30日以内）
(2) 許可証の書換え交付申請
(3) 許可証の再交付申請
(4) 製造販売しようとする再生医療等製品に係る製造販売承認申請等
(5) 製造販売する再生医療等製品に係る添付文書の届出

🔍 再生医療等製品製造販売業に関係する主な省令

- GQP省令 ： 医薬品、医薬部外品、化粧品及び再生医療等製品の品質管理の基準に関する省令（H16 厚生労働省令第136号）
- GVP省令 ： 医薬品、医薬部外品、化粧品、医療機器及び再生医療等製品の製造販売後安全管理の基準に関する省令（H16 厚生労働省令第135号）
- GCTP省令： 再生医療等製品の製造管理及び品質管理の基準に関する省令（H26 厚生労働省令第93号）

🔍 まとめ（製造販売業）＜再生医療等製品製造販売業の申請・届出に係る添付資料一覧＞

法令において提出が求められている添付書類を○で示す。詳細は各都道府県ウェブページ等を確認すること。

			登記事項証明書（法人の場合）	医師の診断書	製造販売業許可証の写し（現に受けている場合）	組織図、又は業務分掌表（法人の場合）	総括製造販売責任者の雇用契約書の写し、又は使用関係証明書	総括製造販売責任者の資格を証する書類	品質管理に係る体制に関する書類	製造販売後安全管理に係る体制に関する書類	業許可証
申請	業許可	新規1)	○	○	○	○	○	○	○†	○	
		更新2)									○
	書換え交付3)										○
	再交付4)										※
変更5)	製造販売業者の氏名・住所		○								
	主たる機能を有する事務所の名称・所在地										
	業務を行う役員（法人の場合）			○							
	総括製造販売責任者の氏名・住所						○				
	他の種類の製造販売業許可取得、当該許可に係る事業の廃止										
休止・再開6)											
廃止7)											○

※：許可証を破り、又は汚した場合は「○」

「○」の根拠法令等
1) 新規申請：薬機法規則第137条の2、†H26.10.9 薬食監麻発1009第1号
2) 更新申請：薬機法規則第137条の6
3) 書換え交付申請：薬機法令第43条の4
4) 再交付申請：薬機法令第43条の5
5) 変更届：薬機法規則第137条の65
6) 休止・再開届：薬機法第23条の36
7) 廃止届：薬機法第23条の36、薬機法令第43条の6

2.1.4 製造業
2.1.4.1 再生医療等製品製造管理者の承認申請

【法令・通知】	薬機法第23条の34第3項、規則第137条の52
【許可権者】	地方厚生局長
【申請窓口】	実際は製造所所在地の都道府県の担当部署（保健所の場合もある）に申請するため、所轄の都道府県ウェブページ等を確認すること。
【手数料】	なし

　一般的な提出資料一覧を**表2-2**に示す。他にも提出書類が求められる可能性があるため、所轄の地方厚生局等に確認すること。

　なお、再生医療等製品製造管理者を変更する場合には、再生医療等製品製造業許可の変更届（**2.1.4.6**）を提出する必要があるが、それに先立って、変更しようとする者に係る再生医療等製品製造管理者の承認申請をする。

表2-2　再生医療等製品製造管理者の承認申請に係る提出資料一覧

提出資料	詳細	様式
再生医療等製品製造管理者承認申請書	・原則として、正本1通と副本1通を提出するが、各都道府県に確認すること。	様式第七十五の十六
（添付書類）		
① 再生医療等製品製造管理者になろうとする者の履歴書	・同上	無

2.1.4.2 再生医療等製品製造業の許可申請

【法令・通知】	薬機法第23条の22、規則第137条の8、第137条の16
【許可権者】	地方厚生局長
【申請窓口】	実際は製造所所在地の都道府県の担当部署（保健所の場合もある）に申請するため、所轄の都道府県ウェブページ等を確認すること。
【有効期間】	5年　※製造所を移転する場合には、新規の許可申請が必要であるが、移転により業務が中断することなく行えるよう事前（許可希望日の3ヵ月前）の許可申請が認められる。また、この申請にあたって同一の都道府県内での移転の場合は簡略記載が認められる。なお、この場合、当該製造所を記載した製品の製造販売承認事項一部変更承認申請が原則必要になる。
【手数料】	登録免許税：90,000円（区分追加時も必要）　※手数料は変更されることがあるため、最新情報を確認すること。 PMDA：適合性調査（実地）159,900円 又は（書面）120,400円
【業者コード】	事前に取得（2.1.2参照）

　一般的な提出資料一覧を**表2-3**に示す。詳細は所轄の都道府県ウェブページ等を確認すること。各提出書類の記載例が示されている場合もある。
　加えて、薬機法改正により、許可申請書への記載事項が法律に定められ、法人の場合は「薬事に関する業務に責任を有する役員の氏名」が追加される可能性がある（**5.2**参照）。

表2-3　再生医療等製品製造業の許可申請に係る提出資料一覧

提出資料	詳細	様式
製造業許可調査申請書	・地方厚生局長を経由し機構理事長宛に申請する。	様式第十六（一）
製造業許可申請書	・FD申請が推奨される（2.1.1参照）。 ・原則として、正本1通と副本2通を提出するが、各都道府県に確認すること。	様式第十二 (FD申請様式B06)
（添付書類）		
① 構造設備の概要一覧表	・申請書様式の「製造所の構造設備の概要」欄の記載については「別紙のとおり」とし、①～④を添付すること。 ・製造所の平面図等は、調査の事前資料として有用なものであること。	様式(1)-1* (1)-2* (1)-3*

*H22.10.13 薬食発1013第2号に係る様式

② 製造所の概要に添付する以下の図面 　a) 製造所付近略図 　b) 製造所敷地内の建物の配置図 　c) 製造所平面図 　d) その他参考となる図面	b) 製造所と同一敷地内にある建物は全て記載すること。 c) 製造所平面図については、例えば、窓、出入口、事務室、秤量室、調製室（混合、打錠、溶解、ろ過等）、充てん室、閉そく室、包装室、試験検査室、倉庫（原料、資材、製品等）等、製造工程に必要な室名及び面積が識別できるものであること。	無
③ 製造用機械器具一覧表	-	無
④ 試験検査用器具一覧表	-	無
⑤ 登記事項証明書 （申請者が法人の場合）	・法務局の登記所で取得する（法務省ウェブページ等を参照）。 ・事業目的（定款）として、再生医療等製品の製造を行う旨が記載されていること。	無
⑥ 疎明書、又は医師の診断書	・申請者（法人の場合はその業務を行う役員）が、精神の機能の障害、又は申請者が麻薬、大麻、あへん若しくは覚醒剤の中毒者に該当しないことを疎明する書類。なお、医師の診断書でもよい。 ・診断書については、申請前3ヵ月以内のもの。	無
⑦ 製造管理者の雇用契約書の写し、又は使用関係証明書	・申請者以外の者がその製造所の再生医療等製品製造管理者であるときは、雇用契約書の写し、又は申請者の再生医療等製品製造管理者に対する使用関係を証する書類を提出すること。 ・代表者が再生医療等製品製造管理者になる場合は、申請書の備考欄に代表者である旨、並びに勤務日数及び時間を記載すること。	無
⑧ 再生医療等製品製造管理者が法第23条の34第3項の承認を受けていることを証する書類	・製造管理者が、薬機法第23条の34第3項の承認を受けた者であることを証する書類を提出する（**2.1.4.1参照**）。	無
⑨ 製造しようとする品目の一覧表及び製造工程に関する書類	・許可申請時に判明している範囲で記載すること。 ・品目一覧表に、どの工程に関するものであるのかが分かる内容を盛り込むこと。	無
⑩ 組織図、又は業務分掌表 （申請者が法人の場合）	・申請者が法人の場合は、その「業務を行う役員」の範囲を具体的に示す書類を添付する。この際、登記事項証明書以外の書類については、代表取締役社長等代表権を有する者によって間違いない旨を証明（記名捺印）すること。	無

⑪ その他	・GCTP省令に係る手順書等を準備すること。GCTP省令への適合は製品の承認要件ではあるが、原則として独立した製造部門及び品質部門の設置を含む製造所として必要な体制と、その運用に関する手順書等（GCTP省令第9条）は、製造業許可に係る調査時に確認される場合があるため、許可申請時点で準備する必要がある。 ・必要に応じて以下の書類を準備する。 　・他の区分の製造業の許可若しくは登録又は再生医療法第35条第1項の特定細胞加工物の製造の許可を受けている場合にあっては、当該製造業の許可証若しくは登録証又は当該特定細胞加工物製造許可証の写し 　・貸借関係を証する契約書の写し、合併契約書の写し 　・委受託の場合の関係書類 　・他の試験検査機関等を利用する場合の利用関係を証する書面（様式(1)-2*参照）	無

*H22.10.13 薬食発1013第2号に係る様式

2.1.4.3 再生医療等製品製造業許可の更新申請

【法令・通知】　薬機法第23条の22、規則第137条の13
【許可権者】　地方厚生局長
【申請窓口】　実際は製造所所在地の都道府県の担当部署（保健所の場合もある）に申請するため、所轄の都道府県ウェブページ等を確認すること。
【申請時期】　5年の有効期間内（繰り上げ更新も可能）
【手数料】　国：30,100円
　　　　　　PMDA：適合性調査（実地）105,200円
　　　　　　　　　　又は（書面）59,700円

※手数料は変更されることがあるため、最新情報を確認すること。

【業者コード】　初回申請時のものを使用（**2.1.2**参照）

「製造業許可調査申請書」（様式十六（一））及び「製造業許可更新申請書」（様式第十四）（FD申請様式B16）の他、原則として当該許可に係る許可証（原本）を提出する。

2.1.4.4 再生医療等製品外国製造業者の認定申請

【法令・通知】	薬機法第23条の24、規則第137条の16、第137条の18〜19
【許可権者】	厚生労働大臣
【申請窓口】	PMDA（ウェブページ等を確認すること）
【有効期間】	5年
【手数料】	登録免許税：90,000円 PMDA：適合性調査（実地）143,900円＋外国旅費 又は（書面）62,600円 ※手数料は変更されることがあるため、最新情報を確認すること。
【業者コード】	事前に取得（**2.1.2**参照）

　一般的な提出資料一覧を**表2-4**に示す。詳細はPMDAウェブページ等を参照されたい。

　特別の事情により邦文により記載できない場合には、外国の言語を用いることを認めており、その場合は邦文訳を添付すること。その際、英語以外の言語の場合は翻訳を行った者の証明を付記する（H18.2.14 事務連絡 A3）。

表2-4　再生医療等製品外国製造業者の認定申請に係る提出資料一覧

提出資料	詳細	様式
認定調査申請書	・機構理事長宛に申請する。	様式第十六（二）
認定申請書	・機構経由で厚生労働大臣宛に申請する。	様式第十八 (FD申請様式C06)
（添付書類）		
① 申請者（申請者が法人であるときは、その業務を行う役員）が法第五条第三号ホ及びヘに該当しないことを疎明する書類	・疎明書は、法人の場合にあっては代表権のある役員（又は外国代表役員）と業務を行う役員について必要とされているため、役員の業務の範囲が確認でき、代表権のある役員（又は外国代表役員）及び業務を行う役員が識別できるよう全ての役員の業務分掌表を合わせて添付する。 ・医師の診断書でもよい。 ・外国代表役員の責任において、当該外国役員が対象役員全員について疎明することも可能である。	（※）

② 製造所の責任者の履歴書	・製造所の責任者の履歴については、責任者は当該製造所における製造管理及び品質管理に直接的な責任を有する者とし、書類には責任者の氏名、当該製造所における現在までの経歴及び業務内容を記載するなど、当該製造所における製造管理及び品質管理を適切に行うことができることを判断するために必要な情報を記載する。なお、当該製造所における勤務年数が短い場合は、前職における上記内容を付記する。	(※)
③ 製造品目の一覧表及び製造工程に関する書類	・製造品目の一覧表及び製造工程に関する書類については、本邦に輸出を予定している全ての製造品目を対象として別紙様式（H22.10.8 薬食審査発1008第1号）に記載して添付する。	別紙様式
④ 製造所の構造設備に関する書類	・国内の製造業の許可申請に添付する資料に準ずる。	様式(2)-1* (2)-2* (2)-3*
⑤ 当該再生医療等製品外国製造業者が存在する国が再生医療等製品の製造販売業の許可、製造業の許可、製造販売の承認の制度又はこれに相当する制度を有する場合においては、当該国の政府機関等が発行する当該制度に係る許可証等の写し	-	-

※例えば東京都ウェブページよりダウンロード可
*H22.10.13 薬食発1013第2号に係る様式

2.1.4.5 再生医療等製品外国製造業者認定の更新申請

【法令・通知】	薬機法規則第137条の18,19
【許可権者】	厚生労働大臣
【申請窓口】	PMDA（ウェブページ等を確認すること）
【申請時期】	5年の有効期間内（繰り上げ更新も可能）
【手数料】	国：23,400円 PMDA：適合性調査（実地）69,700円 　　　　　　　　　　　　　＋外国旅費 　　　　　又は（書面）42,900円
【業者コード】	初回申請時のものを使用（**2.1.2**参照）

※手数料は変更されることがあるため、最新情報を確認すること。

「外国製造業者認定調査申請書」（様式第十六（二））及び「外国製造業者認定更新申請書」（様式第二十）（FD申請様式C16）の他、原則として当該認定に係る認定証（原本）を提出する。

2.1.4.6 再生医療等製品製造業の許可・認定事項の変更届

再生医療等製品製造業者又は再生医療等製品外国製造業者は、その許可又は認定事項（製造業者の氏名・住所、製造管理者の氏名・住所、業務を行う役員の氏名、製造所の名称、製造所の構造設備の主要部分、他の製造業許可の取得、当該製造所の廃止）を変更したときには、30日以内に、それぞれ所轄の地方厚生局長（実際の窓口は製造所所在地の都道府県の担当部署（保健所の場合もある））又は厚生労働大臣（実際の窓口はPMDA）に「変更届書」（様式第六）（FD申請様式B46又はC46）及び必要な添付書類を提出する（薬機法第23条の36第2項、薬機法規則第137条の66）。詳細は所轄の都道府県ウェブページ等を確認すること。

特に、当該変更が「製造所の構造設備の主要部分」の変更に該当するか否かについて、事例によって判断が難しい場合は、所轄の地方厚生局に確認すること。

2.1.4.7 再生医療等製品製造業の各種届出等

製造業に係る各種届出等として、許可・更新申請、製造管理者の承認申請、及び変更届以外に以下のものが想定される。それぞれ必要な提出資料の一覧が都道府県ウェブページ等に明記されていることもあるため参照されたい。

（1）休止、廃止、再開届（30日以内）
（2）許可証の書換え交付申請
（3）許可証の再交付申請

> **再生医療等製品製造業に関係する主な省令**
> ・GCTP省令：再生医療等製品の製造管理及び品質管理の基準に関する省令（H26厚生労働省令第93号）
> ・薬局等構造設備規則（S36厚生省令第2号）

まとめ（製造業）＜再生医療等製品製造業の申請・届出に係る添付資料一覧＞

法令において提出が求められている添付書類を○で示す。詳細は各都道府県ウェブページ等を確認すること。

			登記事項証明書（法人の場合）	疎明書、又は医師の診断書	製造管理者の雇用契約書の写し、又は使用関係証明書	製造管理者が法第23条の34第3項の承認を受けていることを証する書類	構造設備に関する書類†	製造しようとする品目の一覧表、及び製造工程に関する書類	他の製造業の許可、登録証、特定細胞加工物製造許可証（現に受けている場合）	組織図、又は業務分掌表	業許可証
申請	業許可	新規[1]	○	○	○	○	○	○	○		
		更新[2]									○
	書換え交付[3]										○
	再交付[4]										※
変更[5]	製造業者の氏名・住所		○								
	製造管理者の氏名・住所				○						
	業務を行う役員（法人の場合）			○							
	製造所の名称										
	製造所の構造設備の主要部分										
	他の製造業の許可、認定、登録の取得、当該製造所の廃止										
休止・再開[6]											
廃止[7]											○

※：許可証を破り、又は汚した場合は「○」
†2.1.4.2 (p.26-27) 表中の①～④

「○」の根拠法令等
1) 新規申請：薬機法規則第137条の8
2) 更新申請：薬機法規則第137条の13
3) 書換え交付申請：薬機法令第43条の11
4) 再交付申請：薬機法令第43条の12
5) 変更届：薬機法規則第137条の66
6) 休止・再開届：薬機法第23条の36
7) 廃止届：薬機法第23条の36、薬機法令第43条の13

2.1.5 販売業
2.1.5.1 再生医療等製品販売業の許可申請

【法令・通知】	薬機法第40条の5、規則第196条の2
【許可権者】	「主たる機能を有する事務所」の所在地の都道府県知事
【申請窓口】	実際は各都道府県の薬務課等が窓口となるため、所轄の都道府県ウェブページ等を確認すること。
【有効期間】	6年　※なお、移転などで営業所の所在地が変わる場合、開設者が別人（別法人）に変わる場合は許可の取り直し（新規許可申請）となる。
【手数料】	要確認　※所轄の都道府県ウェブページ等を確認すること。
【業者コード】	事前に取得（2.1.2参照）

　一般的な提出資料一覧を**表2-5**に示す。詳細は所轄の都道府県ウェブページ等を確認すること。各記載例が示されている場合もある。

　加えて、薬機法改正により、許可申請書への記載事項が法律に定められ、法人の場合は「薬事に関する業務に責任を有する役員の氏名」が追加される可能性がある（**5.3参照**）。

表2-5　再生医療等製品販売業の許可申請に係る提出資料一覧

提出資料	詳細	様式
再生医療等製品販売業許可申請書	・原則として、正本1通を提出するが、副本が必要となる場合もあるため、各都道府県に確認すること。	様式第九十四の二
（添付書類）		
① 営業所の平面図*	-	無
② 登記事項証明書* （申請者が法人の場合）	・法務局の登記所で取得する（法務省ウェブページ等を参照）。	無
③ 営業所管理者の雇用契約書、又は使用関係証明書*	・申請者以外の者がその再生医療等製品営業所管理者である場合にあっては、当該再生医療等製品営業所管理者の雇用契約書の写しその他申請者の当該再生医療等製品営業所管理者に対する使用関係を証する書類を提出する。	無
④ 医師の診断書*	・申請者（申請者が法人であるときは、その業務を行う役員。）に係る精神の機能の障害又は申請者が麻薬、大麻、あへん若しくは覚醒剤の中毒者であるかないかに関する医師の診断書。ただし、申請者が法人である場合であって、都道府県知事がその役員の職務内容から判断して業務に支障がないと認めたときは、診断書に代えて疎明する書類を提出することができる。	無

*添付書類①～④については、既に当該申請書の提出先とされている都道府県知事に提出されている場合は省略が認められる（薬機法規則第196条の2第2項）。

2.1.5.2 再生医療等製品販売業許可の更新申請

【法令・通知】　薬機法規則第196条の5
【許可権者】　「主たる機能を有する事務所」の所在地の都道府県知事
【申請窓口】　実際は各都道府県の薬務課等が窓口となるため、所轄の都道府県ウェブページ等を確認すること。
【申請時期】　6年の有効期間内（繰り上げ更新も可能）
【手数料】　要確認　※所轄の都道府県ウェブページ等を確認すること。
【業者コード】　初回申請時のものを使用（**2.1.2**参照）

「販売業許可更新申請書」（様式第九十四の四）の他、原則として当該許可に係る許可証（原本）を提出する（場合によって省略可能）。詳細は所轄の都道府県ウェブページ等を確認すること。

2.1.5.3 再生医療等製品販売業の許可事項の変更届

再生医療等製品販売業者は、その許可事項（販売業者の氏名・住所、業務を行う役員の氏名、営業所の名称、営業所の構造設備の主要部分、営業所管理者の氏名・住所）を変更したときには、30日以内に所轄の都道府県に「変更届書」（様式第六）及び必要な添付書類を提出する（薬機法第40条の7で準用する第10条、薬機法規則第196条の12）。詳細は所轄の都道府県ウェブページ等を確認すること。

2.1.5.4 再生医療等製品販売業の各種届出等

販売業に係る各種届出等として、許可申請及び更新申請以外に以下のものが想定される。それぞれ必要な提出資料の一覧が都道府県ウェブページ等に明記されていることもあるため参照されたい。

(1) 休止、廃止、再開届（30日以内）
(2) 許可証の書換え交付申請
(3) 許可証の再交付申請

🔍 再生医療等製品販売業に関係する主な省令

・薬局等構造設備規則（S36 厚生省令第2号）

2.2 想定事例（薬機法）

　製造販売承認された再生医療等製品の市販時における想定事例を挙げ、それぞれ必要な業態をまとめる。いずれの想定事例においても共通して、製造所が複数ある場合は製造所ごとに製造業の許可が必要であること、営業所が複数ある場合は営業所ごとに販売業の許可が必要であることに留意されたい。製造販売業者が製造又は販売を行わない場合や、その行為が薬機法第40条の5第1項ただし書き（**図2**参照）に該当する場合は、製造業又は販売業の許可を不要と示す。また、矢印は製品の流れを示す。なお、2019年7月時点の規制に基づく想定であることに留意されたい。

【想定事例①】

A社が製造販売承認を取得し、
自社で製造し、
病院に直接販売する（厚生労働大臣が指定する再生医療等製品に限る）。

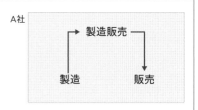

A社	・再生医療等製品の**製造販売業・製造業**の許可が必要 ・再生医療等製品の販売業の許可は不要

【想定事例②】

A社が製造販売承認を取得し、
自社で製造し、
代理店を介して販売する。

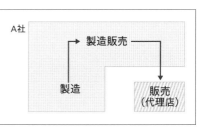

A社	・再生医療等製品の**製造販売業・製造業**の許可が必要 ・再生医療等製品の販売業の許可は不要
代理店	・再生医療等製品の**販売業**の許可が必要

【想定事例③】

A社が製造販売承認を取得し、
B社に製造工程の全部を委託し、
A社が病院に直接販売する(厚生労働大臣が指定する再生医療等製品に限る)。

	A社	・再生医療等製品の**製造販売業**の許可が必要 ・再生医療等製品の製造業・販売業の許可は不要
➡	B社	・再生医療等製品の**製造業**の許可が必要 ・再生医療等製品の販売業の許可は不要

【想定事例④】

A社が製造販売承認を取得し、
B社に製造工程の全部を委託し、
代理店を介して販売する。

	A社	・再生医療等製品の**製造販売業**の許可が必要 ・再生医療等製品の製造業・販売業の許可は不要
➡	B社	・再生医療等製品の**製造業**の許可が必要 ・再生医療等製品の販売業の許可は不要
	代理店	・再生医療等製品の**販売業**の許可が必要

【想定事例⑤】

A社が製造販売承認を取得し、
自社で製造し、
病院に直接販売する（厚生労働大臣が
指定する再生医療等製品に限る）。
ただし、製造工程の一部*を
B社に委託する。
*副構成体のみの製造は除く。

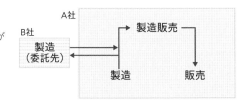

A社	・再生医療等製品の**製造販売業・製造業**の許可が必要 ・再生医療等製品の販売業の許可は不要
B社	・再生医療等製品の**製造業**の許可が必要 ・再生医療等製品の販売業の許可は不要

【想定事例⑥】

A社が製造販売承認を取得し、
自社で製造し、
代理店を介して販売する。
ただし、製造工程の一部*を
B社に委託する。
*副構成体のみの製造は除く。

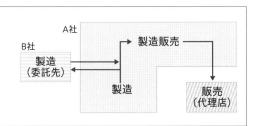

A社	・再生医療等製品の**製造販売業・製造業**の許可が必要 ・再生医療等製品の販売業の許可は不要
B社	・再生医療等製品の**製造業**の許可が必要 ・再生医療等製品の販売業の許可は不要
代理店	・再生医療等製品の**販売業**の許可が必要

【想定事例⑦】

A社(国内)が製造販売承認を取得し、
外国施設に製造工程の全部を委託し、
輸入(保管)し、
病院に直接販売する(厚生労働大臣が
指定する再生医療等製品に限る)。

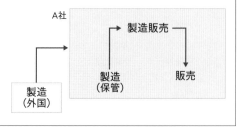

A社	・再生医療等製品の**製造販売業**の許可が必要 ・再生医療等製品の**製造業（包装等区分）**の許可が必要 ・再生医療等製品の販売業の許可は不要
外国施設	・再生医療等製品の**製造業**の認定が必要

【想定事例⑧】

A社(国内)が製造販売承認を取得し、
外国施設に製造工程の全部を委託し、
輸入(保管)し、
代理店を介して販売する。

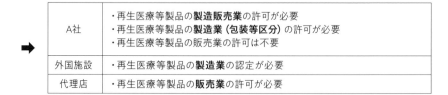

A社	・再生医療等製品の**製造販売業**の許可が必要 ・再生医療等製品の**製造業（包装等区分）**の許可が必要 ・再生医療等製品の販売業の許可は不要
外国施設	・再生医療等製品の**製造業**の認定が必要
代理店	・再生医療等製品の**販売業**の許可が必要

【想定事例⑨】

A社(国内)が製造販売承認を取得し、
外国施設に製造工程の全部を委託する。
それをB社が輸入(保管)し、
代理店を介して販売を行う。

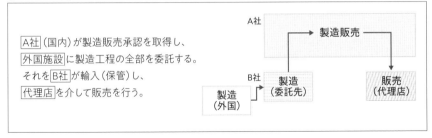

→

A社	・再生医療等製品の**製造販売業**の許可が必要 ・再生医療等製品の製造業・販売業の許可は不要
外国施設	・再生医療等製品の**製造業**の認定が必要
B社	・再生医療等製品の**製造業（包装等区分）**の許可が必要 ・再生医療等製品の販売業の許可は不要
代理店	・再生医療等製品の**販売業**の許可が必要

【想定事例⑩】

X社(外国)が製造販売承認を取得し、
外国で製造し、X社から選任された
A社(国内)が製造販売し、病院に
直接販売する(厚生労働大臣が指定
する再生医療等製品に限る)。
ただし、製品の輸入はB社に委託する。

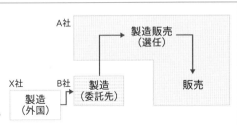

→

X社	※外国製造再生医療等製品特例承認取得者となる。 ・再生医療等製品の**製造業**の認定が必要
A社	※選任外国製造再生医療等製品製造販売業者となる。 ・再生医療等製品の**製造販売業**の許可が必要 ・再生医療等製品の製造業・販売業の許可は不要
B社	・再生医療等製品の**製造業（包装等区分）**の許可が必要 ・再生医療等製品の販売業の許可は不要

CHAPTER 3

再生医療法における申請等手続き

3. 再生医療法における申請等手続き

3.1 基本情報（再生医療法）

　主な申請等手続きにおける申請書類等の詳細を以下に示す。各責任者の要件等は「**4.1 責任者の要件や兼務等について（共通）**」に、各種申請書の様式は「**6. 様式集**」にまとめる。

3.1.1 各種申請書作成支援サイト

　再生医療法における特定細胞加工物製造事業者の許可申請等に必要な様式は、厚生労働省による「各種申請書作成支援サイト」（http://saiseiiryo.mhlw.go.jp/）（以下「申請サイト」）において作成し、出力して押印したものを地方厚生局に提出する。

　添付書類は、申請サイトに電子ファイルをアップロードすることで電子的に提出することができる。詳細な提出方法は地方厚生局ごとに異なる可能性もあるため、所轄の地方厚生局のウェブページ等を確認すること。

　許可／認定の取得後、又は届出の受理後、細胞培養加工施設ごとに「施設番号」が付与されるまでは特定細胞加工物の製造を行うことができない。許可／認定の取得、又は届出の受理までの期間は、そのときの状況によって異なる。

　詳細は申請サイト内にて配信されている最新の「操作マニュアル」を参照されたい。

　なお、次項以降、あくまでも法令等において規定される原則的な申請等資料の提出部数等を示すが、実際に所轄の地方厚生局等に提出する際には、それらの行政窓口用の複写を提出することなどがある。したがって、実際の手続きの際には、それぞれ関連する行政窓口のウェブページ等を確認されたい。

3.1.2 特定細胞加工物製造事業者
3.1.2.1 特定細胞加工物の製造の許可申請・届出等

特定細胞加工物を製造しようとする細胞培養加工施設の種類によって、手続き方法が異なる(**表3-1**)。主な違いとしては、原則として許可又は認定を受ける場合には、PMDAによる調査(再生医療法第42条に係る構造設備の基準への適合性に関する調査)を受けることが挙げられる。

表3-1 細胞培養加工施設の種類ごとの手続き

細胞培養加工施設の種類	手続き
(a) 国内において特定細胞加工物の製造を行うもの((c)を除く)	許可
(b) 外国において特定細胞加工物の製造を行うもの	認定
(c) 以下のいずれかに該当するもの ・病院又は診療所に設置されるもの ・再生医療等製品製造業の許可(一般区分)を受けている製造所 ・臍帯血供給事業の許可を受けた者が臍帯血供給事業の用に供する場合	届出

※判断に迷う場合は、所轄の地方厚生局に相談すること。

【法令・通知】　再生医療法令第4条、規則第72条、第81条
【許可権者】　(a)、(c) 地方厚生局長
　　　　　　(b) 厚生労働大臣
【申請窓口】　実際の窓口は所轄の地方厚生局等に確認すること。
　　　　　　※申請サイトを利用して申請する。
【有効期間】　(a)、(b) 5年、(c) なし
【手数料】　(a)、(b) の場合 ((c) なし)　　※手数料は変更されることがあるため、最新情報を確認すること。

納付先		(a) 許可	(b) 認定
登録免許税*		90,000円	
PMDA	実地調査を伴う場合	144,000円	120,500円+旅費
	実地調査を伴わない場合	98,200円	54,200円

*領収印が入った領収証の原本を許可申請書/認定申請書の裏面に貼り付けて提出
(H26.11.19 医政研発1119第1号)

手続き方法(a)～(c)によって申請書等の様式は変わるが、基本的な添付書類の内容は変わらないため、一般的な提出資料一覧をまとめて**表3-2**に示す。実際の窓口等の詳細は、所轄の地方厚生局のウェブページ等を確認すること。

表3-2　特定細胞加工物製造業者の許可申請等に係る提出資料一覧

提出資料	(a) 許可申請	(b) 認定申請	(c) 届出	提出部数
特定細胞加工物製造許可／認定調査申請書	様式第20	様式第26	—	正本1通
特定細胞加工物製造許可／認定申請書	様式第14	様式第22	—	正本1通 副本2通
特定細胞加工物製造届書	—	—	様式第27	※
（添付書類）				
① 細胞培養加工施設の構造設備に関する書類	様式無	様式無	様式無	※
② 登記事項証明書（法人の場合のみ）	様式無	様式無	様式無	※
③ 製造しようとする特定細胞加工物の一覧表	様式無	様式無	様式無	※
④ 細胞培養加工施設の構造設備チェックリスト	申請サイト等でダウンロード可能			※
⑤ その他	必要に応じて作成			※

※原則として申請サイトにアップロード

　原則として、様式は申請サイトの入力フォームに必要事項を入力して作成、添付書類はアップロードする。申請書又は届書、添付書類（①～⑤）の記載内容については、「再生医療等提供計画等の記載要領等について」別紙3（H26.11.21 事務連絡）、「再生医療等の安全性の確保等に関する法律等に関するQ&Aについて」（H26.11.21 事務連絡）等を参照されたい。

　「細胞培養加工施設の構造設備チェックリスト」（④）では、細胞培養加工施設の構造設備について、再生医療法規則第89条に対する適合性を確認すること。

　その他（⑤）の添付書類として、「細胞培養加工施設の情報の公表に関する同意書」（申請サイト等でダウンロード可能）等が求められる。

　一方、細胞培養加工施設の構造設備に関するPMDAによる調査にあたって提出すべき資料は、「細胞培養加工施設の構造設備に関する書類」及び「その他厚生労働省令で定める書類」（再生医療法第35条第2項）とされているが、具体的には「細胞培養加工施設概要」、「構造設備の概要一覧表」、「他の試験検査機関等の利用概要」、「宣誓書」等が挙げられる。詳細はPMDAのウェブページを参照されたい。

3.1.2.2 特定細胞加工物の製造の許可・認定の更新申請

【法令・通知】	再生医療法第35条、第39条、規則第72条、第83条
【許可権者】	地方厚生局長（許可）、厚生労働大臣（認定）
【申請窓口】	地方厚生局（許可）　※具体的な窓口は各地方厚生局に確認すること。
【申請時期】	5年の有効期間内　※繰り上げ更新も可能

【手数料】

納付先		許可	認定
国		8,200円	10,100円
PMDA	実地調査を伴う場合	97,100円	56,500円＋旅費
	実地調査を伴わない場合	48,600円	37,100円

※手数料は変更されることがあるため、最新情報を確認すること。

「特定細胞加工物製造許可事項更新申請書」（様式第19）又は「特定細胞加工物製造認定事項更新申請書」（様式第25）の他、原則として当該許可／認定に係る許可証／認定証の原本を提出する。詳細は所轄の地方厚生局のウェブページ等を確認すること。

3.1.2.3 特定細胞加工物の製造・品質管理の体制

特定細胞加工物製造事業者は、特定細胞加工物の種類にかかわらず、細胞培養加工施設ごとに特定細胞加工物の製造及び品質管理の方法等に関する体制を整備しなければならない（再生医療法第44条）。例えば、品質リスクマネジメントの実施、施設管理者、製造部門及び品質部門の設置、適切な責任者や職員の配置が求められる（再生医療法規則第92〜95条）。

細胞培養加工施設ごとに**表3-3**の手順書等を作成し、適切に運用する必要がある（再生医療法規則第97条）。この他にも特定細胞加工物ごとに「特定細胞加工物標準書」を作成しなければならない点にも留意されたい（再生医療法規則第96条）。

これらの手順書等を許可／認定申請書又は届書に添付する必要はないが、特定細胞加工物製造事業者において製造された特定細胞加工物を用いる再生医療等に関する再生医療等提供計画に添付される。

なお、これらの手順書等は細胞培養加工施設ごとに、その体制や構造設備等をふまえて作成されるべきものである。申請サイトで作成することはできない。

表3-3　細胞培養加工施設の製造・品質管理に係る手順書等

手順書等	再生医療法規則
3基準書	
・衛生管理基準書 ・製造管理基準書 ・品質管理基準書	第97条 第1〜3項
省令手順書	
・細胞培養加工施設からの特定細胞加工物の提供の管理に関する手順書	第97条 第4項
・検証又は確認に関する手順書	
・品質の照査に関する手順書	
・変更の管理に関する手順書	
・逸脱の管理に関する手順書	
・品質等に関する情報及び品質不良等の処理に関する手順書	
・重大事態報告等に関する手順書	
・自己点検に関する手順書	
・教育訓練に関する手順書	
・文書及び記録の管理に関する手順書	
・その他（製造管理及び品質管理を適正かつ円滑に実施するために必要な手順書）	

3.1.2.4 特定細胞加工物の製造の許可等事項に関する変更届

特定細胞加工物製造事業者は、その許可／認定・届出事項（構造設備、細胞培養加工施設の名称・所在地、施設管理者の氏名、業務を行う役員の氏名、事業者の欠格条項に関する事項、製造をしようとする特定細胞加工物の種類、事業者の連絡先）を変更したときには、30日以内に所轄の地方厚生局（許可事業者・届出事業者）又は厚生労働省（認定事業者）に「特定細胞加工物製造許可事項変更届書」（様式第16）、「特定細胞加工物製造認定事項変更届書」（様式第24）又は「特定細胞加工物製造届出事項変更届書」（様式第28）及び必要な添付書類を提出する（再生医療法第37条、第39条、第40条、再生医療法規則第74条）。詳細は所轄の地方厚生局に確認すること。

特に、構造設備の変更が30日以内の届出事項に該当するか否かについて、事例によって判断が難しい場合は、所轄の地方厚生局に確認すること。

3.1.2.5 特定細胞加工物の製造に関する定期報告

特定細胞加工物製造事業者は、特定細胞加工物の製造の状況について、定期的に厚生労働大臣に報告しなければならない（再生医療法第46条）。許可／認定を受けた年月日、又は届出が受理された年月日から起算して1年ごとに、当該期間満了後60日以内に、所轄の地方厚生局に提出する。

定期報告事項は以下のとおりである（再生医療法規則第112条）。
・特定細胞加工物の製造件数
・苦情の処理状況
・特定細胞加工物の提供先の再生医療等提供機関から通知を受けた疾病等の発生に係る情報（発生年月日、発生に対する措置状況、特定細胞加工物製造事業者による対策等）

特定細胞加工物製造状況定期報告書（別紙様式第8）も申請サイトにて作成する（H26.10.31 医政研発1031第1号）。記載内容については「再生医療等提供状況定期報告書等の記載要領について」別紙4（H28.10.19 事務連絡）等を参照されたい。

3.1.2.6 特定細胞加工物製造事業者の各種届出等

特定細胞加工物製造事業者の各種届出等として、製造に係る許可／認定申請、届出、許可／認定の更新申請、及び定期報告以外に以下のものが想定される。記載内容については「再生医療等提供状況定期報告書等の記載要領について」（H28.10.19 事務連絡）等を参照されたい。

(1) 重大事態報告
(2) 廃止届（30日以内）
(3) 許可証／認定証の書換え交付申請
(4) 許可証／認定証の再交付申請

🔍 特定細胞加工物製造事業者に関係する主な通知等

- 「再生医療等の安全性の確保等に関する法律」、「再生医療等の安全性の確保等に関する法律施行令」及び「再生医療等の安全性の確保等に関する法律施行規則」の取扱いについて（H26.10.31 医政研発1031第1号）
- 再生医療等提供計画等の記載要領等について（H26.11.21 事務連絡）
- 再生医療等提供状況定期報告書等の記載要領について（H28.10.19 事務連絡）

3.2 想定事例（再生医療法）

　特定細胞加工物の製造に係る想定事例を挙げ、それぞれ必要な手続きをまとめる。いずれの想定事例においても共通して、細胞培養加工施設が複数ある場合は細胞培養加工施設ごとに許可若しくは認定を受ける、又は届出を行う必要がある。なお、2019年7月時点の規制に基づく想定であることに留意されたい。

【想定事例⑪】

再生医療等製品製造業者でないA社は、
X病院の委託を受けて、
再生医療等に用いる特定細胞加工物を
製造する。

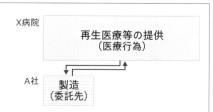

A社	・特定細胞加工物製造事業者の細胞培養加工施設として**許可**が必要
X病院	・**再生医療等提供計画**（製造委託先を明記）の提出が必要

【想定事例⑫】

X病院は、医療機関内で、
再生医療等に用いる特定細胞加工物を
製造する。

X病院	・特定細胞加工物製造事業者の細胞培養加工施設として**届出**が必要
	・**再生医療等提供計画**（細胞培養加工施設を明記）の提出が必要

【想定事例⑬】

再生医療等製品製造業者 A社 は、X病院 の委託を受けて、再生医療等に用いる特定細胞加工物（≠再生医療等製品）を、再生医療等製品の製造エリアと同一のエリアで製造する。

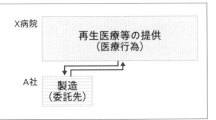

A社	・特定細胞加工物製造事業者の細胞培養加工施設として**届出**が必要
X病院	・**再生医療等提供計画**（製造委託先を明記）の提出が必要

【想定事例⑭】

再生医療等製品製造業者 A社 は、X病院 の委託を受けて、再生医療等に用いる特定細胞加工物（≠再生医療等製品）を、再生医療等製品の製造エリアと異なるエリアで製造する。

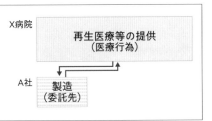

A社	・特定細胞加工物製造事業者の細胞培養加工施設として**許可**が必要
X病院	・**再生医療等提供計画**（製造委託先を明記）の提出が必要

CHAPTER 4 業態管理等に関する特記事項
概論

4. 業態管理等に関する特記事項

4.1 責任者の要件や兼務等について(共通)

- 業ごとに人的要件として責任者等の設置が求められているため、その基本的な要件も含めて留意されたい(「**2. 申請等手続きに関する基本情報**」も参照)。各責任者等の要件を**表4-1**にまとめる。

- 医薬品の製造販売業者における三役(総括製造販売責任者、GQPに係る品質保証責任者及びGVPに係る安全管理責任者)の適切な業務実施に関する留意事項(H29.6.26 薬生発0626第3号)が発出されている。当該通知は再生医療等製品の製造販売業者への適用は想定されていないが、可能な範囲で参考とすることは差し支えない(H30.1.17 事務連絡A3)。

- 責任者の兼務については、明記されているものが少ないが、再生医療等製品製造管理者と品質保証責任者(GQP)は兼務可能である(H26.8.6 薬食発0806第3号で準用するH16.7.9 薬食発0709004号)。

- 再生医療等製品営業所管理者は、業務に差し支えない範囲に限り、高度管理医療機器等営業所管理者等と兼務して差し支えない(H26.11.21 薬食機参発1121第1号)。

- 同一施設において、再生医療等製品以外の製品を取り扱う場合に、当該製品の製造管理者又は責任技術者が再生医療等製品製造管理者の要件を満たし、承認される場合にあっては、当該製品の製造管理者又は責任技術者との兼務が認められる(H26.8.6 薬食発0806第3号)。

表4-1 各責任者等の要件

再生医療等製品
製造販売業者
再生医療等製品総括製造販売責任者
次のいずれかに該当する者
① 大学等で医学、歯学、薬学、獣医学又は生物学に関する専門の課程を修了した者
② 旧制中学若しくは高校又はこれと同等以上の学校で、医学、歯学、薬学、獣医学又は生物学に関する専門の課程を修了した後、医薬品、医療機器又は再生医療等製品の品質管理又は製造販売後安全管理に関する業務に3年以上従事した者
③ 厚生労働大臣が①②に掲げる者と同等以上の知識経験を有すると認めた者
（薬機法規則第137条の50）
品質保証責任者（GQP）
次に掲げる要件を満たす者
① 品質保証部門の責任者であること
② 品質管理業務その他これに類する業務に3年以上従事した者であること
③ 品質管理業務を適正かつ円滑に遂行しうる能力を有する者であること
④ 医薬品等又は医療機器の販売に係る部門に属する者でないことその他品質管理業務の適正かつ円滑な遂行に支障を及ぼすおそれがない者であること
（GQP省令第4条）
安全管理責任者（GVP）
次に掲げる要件を満たす者
① 安全管理部門の責任者であること
② 安全確保業務その他これに類する業務に3年以上従事した者であること
③ 安全確保業務を適正かつ円滑に遂行しうる能力を有する者であること
④ 医薬品等の販売に係る部門に属する者でないことその他安全確保業務の適正かつ円滑な遂行に支障を及ぼすおそれがない者であること
（GVP省令第4条）
製造業者
再生医療等製品製造管理者
再生医療等製品に係る生物学的知識を有する者その他の技術者であり、次のいずれかに該当する者
① 医師、医学の学位を持つ者
② 歯科医師であって細菌学を専攻した者
③ 細菌学を専攻し修士課程を修めた者
④ 大学、専門学校等で微生物学、細胞生物学、分子生物学、発生生物学その他これらに関する内容を含む科目の講義及び実習を受講し、修得した後、3年以上の再生医療等製品又はそれと同等の保健衛生上の注意を要する医薬品、医療機器等の製造等に関する経験を有する者
（H26.8.6 薬食発0806第3号）
販売業者
再生医療等製品営業所管理者
次のいずれかに該当する者
① 旧制中学若しくは高校又はこれと同等以上の学校で、薬学、化学又は生物学に関する専門の課程を修了した者
② 旧制中学若しくは高校又はこれと同等以上の学校で、薬学、化学又は生物学に関する科目を習得した後、再生医療等製品の販売又は授与に関する業務に3年以上従事した者
③ 再生医療等製品の販売又は授与に関する業務に5年以上従事した者
④ 都道府県知事が①〜③に掲げる者と同等以上の知識経験を有すると認めた者
（薬機法規則第196条の4）

表4-1 各責任者等の要件（つづき）

特定細胞加工物		
	製造事業者	
		施設管理者
		特定細胞加工物に係る生物学的知識を有する者（再生医療法規則第90条） ・例えば、細胞培養加工施設の特定細胞加工物の製造に係る教育、研究又は業務の経験を有する者又は医師若しくは歯科医師が該当する （H 26.11.21 事務連絡A17）

4.2 業許可等申請のタイミングについて（再生医療等製品製造販売業・製造業関係）

・再生医療等製品の製造販売承認申請の際には、申請者の製造販売業や製造業に関する情報が必要となるが、これらの業許可／認定を申請中の段階で再生医療等製品の製造販売承認申請を行おうとする場合には、当局に相談することが望ましい。なお、業許可／認定を申請中の場合における製造販売承認申請書上での対応は次のとおり（H26.8.12 薬食機参発0812第5号）。

- 再生医療等製品製造販売承認申請書の「備考」欄に、製造販売業許可番号、許可の区分及び主たる事業所の所在地を記載すること。許可を申請中の場合は、その旨（主たる事業所の所在地を含む。）を記載すること。
- 再生医療等製品製造販売承認申請書の「製造販売する品目の製造所」欄に、当該製品の製造工程を行う製造所の名称、所在地、製造業許可／認定番号、許可／認定区分を記載すること。許可／認定を申請中の場合は、その旨を記載すること。

4.3 製造業許可の必要な範囲について（再生医療等製品製造業関係）

・再生医療等製品の製造業の許可の区分は、「再生医療等製品の製造工程の全部又は一部を行うもの」（いわゆる一般区分）及び「再生医療等製品の製造工程のうち、包装、表示又は保管のみを行うもの」（包装等区分）である（薬機法規則第137条の9）。

・製造工程の範囲には包装等も含まれるため、市場への出荷判定前の製品保管のみを行う場合であっても、製造業許可の取得及び製造管理者の設置が必要である。ただし、営業所として、製造販売業と製造業において出荷判定された製品を受け入れ、販売・貯蔵目的に保管する場合は、製造業許可の取得及び製造管理者の設置は不要である（販売業は必要）。

・原則として、製品の製造販売承認申請書の「製造方法」欄に記載する製造工程を行う製造所は、製造業許可を取得しなければならない。ただし、製造販売承認申請書に記載する範囲は、各製品の審査の過程で決まるものである。また、製造方法欄に記載されない工程、例えば材料（培地など）の製造を行う場合には、製造業は必要ない。

・再生医療等製品製造業者が、他の試験検査機関（以下「外部試験検査機関」）を利用して試験検査を行う場合、製造業者は製造業許可申請書に「他の試験検査機関等を利用する場合の利用関係を証する書面」を添付する必要があるが（**2.1.4.2**）、当該外部試験検査機関が製造業許可を取得する必要はない。ただし、状況に応じて、外部試験検査機関もGCTP調査の対象となる旨に留意されたい。

・コンビネーション製品の場合、主構成体を製造する者は該当する製造業が必要である。一方、副構成体を製造する者については、製造業の許可等を受ける必要はない。例えば、細胞懸濁液をシリンジに充てんした再生医療等製品たるコンビネーション製品の場合、当該コンビネーション製品を製造する者は再生医療等製品製造業者である必要があるが、副構成体であるシリンジ（機械器具）を製造する者は、再生医療等製品製造業の許可を受ける必要はない（H26.10.24 薬食審査発1024第2号・薬食機参発1024第1号・薬食安発1024第9号・薬食監麻発1024第15号）。

4.4 生物由来製品との関係について（薬機法関係）

- 薬機法上に定義される「生物由来製品」に再生医療等製品は含まれない。しかし、原料等として細胞を用いることから、安全対策等において、生物由来製品と同様の要求が課されている（薬機法第11章等）。

4.5 マスターファイル登録時の業者コードについて（薬機法関係）

- 再生医療等製品の材料となるような培地等については、当該材料メーカーが申請して、その培地等を原薬等登録原簿（マスターファイル、以下「MF」）に登録することができる（薬機法第80条の6）。MF登録時には業者コード（2.1.1参照）が必要であるが、再生医療等製品を製造等しない材料メーカーは薬機法上の業許可を取得する必要はないため、業者コードを持っていない。その場合の対応方法については、PMDAのマスターファイル管理室に問合せすること。

4.6 その他の関連規制

本手引きでは詳細は省略するが、関連することの多い規制等について触れる。

・広告規制

製造販売等する再生医療等製品について広告しようとする場合には、禁止されている誇大広告等への該当性に注意し（薬機法第66条、第67条及び第68条）、また、「医薬品等適正広告基準」（H29.9.29 薬生発0929第4号で改正）等を遵守する必要がある。

一方、特定細胞加工物は医療行為の一環で製造されるものである（名称、製造方法、効能、効果又は性能を承認された製品ではない）ため、特定細胞加工物を広告すること自体が、未承認品の広告として、薬機法上の広告規制に抵触する可能性がある。

なお、再生医療等製品に関わる情報資材について、その適正使用を推進する一助としてFIRMが公表している「再生医療等製品の広告及び製品情報提供物等に関わる自主基準」も必要に応じて参照されたい。

・カルタヘナ法

　再生医療等製品には遺伝子治療用製品も含まれるため（薬機法第2条第9項第2号）、再生医療等製品の内容によっては、「遺伝子組換え生物等の使用等の規制による生物の多様性の確保に関する法律（カルタヘナ法）」（H15法律第97号）に基づき、遺伝子組換え生物等の使用等に関する申請等が必要となる場合がある。対象となるものとして、例えば、遺伝子組換えウイルスを用いた*in vivo*遺伝子治療が想定される。

・臨床研究法

　細胞加工物を用いる臨床研究は、再生医療法だけでなく「臨床研究法」（H29法律第16号）の対象となる。臨床研究法の対象となる臨床研究を実施する者は、同法に基づく「実施計画」を提出する必要がある。しかし、再生医療等の場合は、再生医療法に基づいて「再生医療等提供計画」を提出するため[※6]、臨床研究法に基づく「実施計画」を提出する必要はない（臨床研究法第22条）。ただし、企業（製造販売業者等）からの研究資金等の提供を伴う場合には、当該企業と当該研究実施者との間で、法に基づく契約を締結しなければならない（臨床研究法第32条）。また、当該企業は、研究者等に対する研究資金等以外の金銭その他の利益（寄附金等）の提供に関する情報を公表しなければならない（臨床研究法第33条）。

※6 臨床研究法の施行に伴い、再生医療法規則の改正が行われ、両法の基準の整合性がとられた（H30厚生労働省令第140号）。

CHAPTER 5 薬機法の改正（参考）

5. 薬機法の改正（参考）

「薬機法等制度改正に関するとりまとめ」（H30.12.25 厚生科学審議会医薬品医療機器制度部会）をふまえ、第198回国会に「医薬品、医療機器等の品質、有効性及び安全性に関する法律等の一部を改正する法律」（以下「改正法案」）が提出された。本国会では成立しなかったが、今後同様の改正法案における次の事項等について議論される可能性がある。

①医薬品、医療機器等をより安全・迅速・効率的に提供するための開発から市販後までの制度改善
②住み慣れた地域で患者が安心して医薬品を使うことができるようにするための薬剤師・薬局のあり方の見直し
③信頼確保のための法令遵守体制等の整備
④その他（医薬品等行政評価・監視委員会の設置等）

　再生医療等製品に関する事項としては、①に関連して、「先駆的再生医療等製品」及び「特定用途再生医療等製品」等の指定制度、GCTP調査における「基準確認証」、再生医療等製品の「変更計画」の確認及び計画に従った変更に係る事前届出制、再生医療等製品の注意事項等情報の電子化及びバーコード貼付の仕組み等が新たに導入される可能性がある。
　加えて、③に関連して、医薬品等の許可等業者の製造販売等に関わる者のガバナンスの強化を目的とした改正も想定され、再生医療等製品においては、その製造販売業者・製造業者・販売業者における「薬事に関する業務に責任を有する役員」の設置、責任者・管理者への権限付与の義務化等、実効性のある法令遵守体制が求められる可能性がある。詳細な運用は未定であるが、改正法案上の主な情報を以下に示す。

5.1 再生医療等製品製造販売業者に関する改正（改正法案からの想定）

再生医療等製品の製造販売業者の法令遵守体制に関する措置等の義務化が想定される。改正法案によると、具体的には、薬事に関する法令の規定の遵守を確保するために、次に掲げる措置を講じなければならない（改正法案第23条の35の2第1項）。また、これらの措置の内容を記録し、適切に保存しなければならない（改正法案第23条の35の2第2項）。

これに伴い、許可申請書への記載事項が法律に定められ、法人の場合は「薬事に関する業務に責任を有する役員の氏名」が追加される可能性がある（改正法案第23条の20第2項）。

（改正法案第23条の35の2より抜粋）

① 再生医療等製品の品質管理及び製造販売後安全管理に関する業務について、再生医療等製品総括製造販売責任者が有する権限を明らかにすること

② 再生医療等製品の品質管理及び製造販売後安全管理に関する業務その他の製造販売業者の業務の遂行が法令に適合することを確保するための体制、当該製造販売業者の「薬事に関する業務に責任を有する役員」及び従業員の業務の監督に係る体制その他の製造販売業者の業務の適正を確保するために必要なものとして厚生労働省令で定める体制を整備すること

③ 再生医療等製品総括製造販売責任者その他の厚生労働省令で定める者に、GQP、GVP等を遵守して再生医療等製品の品質管理及び製造販売後安全管理を行わせるために必要な権限の付与及びそれらの者が行う業務の監督その他の措置

④ ①～③に掲げるもののほか、再生医療等製品の製造販売業者の従業員に対して法令遵守のための指針を示すことその他の製造販売業者の業務の適正な遂行に必要なものとして厚生労働省令で定める措置

5.2 再生医療等製品製造業者に関する改正(改正法案からの想定)

　再生医療等製品の製造業者の法令遵守体制に関する措置等の義務化が想定される。改正法案によると、具体的には、薬事に関する法令の規定の遵守を確保するために、次に掲げる措置を講じなければならない(改正法案第23条の35の2第3項)。また、これらの措置の内容を記録し、適切に保存しなければならない(改正法案第23条の35の2第4項)。

　これに伴い、許可申請書への記載事項が法律に定められ、法人の場合は「薬事に関する業務に責任を有する役員の氏名」が追加される可能性がある(改正法案第23条の22第2項)。

(改正法案第23条の35の2より抜粋)

① 再生医療等製品の製造の管理に関する業務について、再生医療等製品製造管理者が有する権限を明らかにすること
② 再生医療等製品の製造の管理に関する業務その他の製造業者の業務の遂行が法令に適合することを確保するための体制、当該製造業者の「薬事に関する業務に責任を有する役員」及び従業員の業務の監督に係る体制その他の製造業者の業務の適正を確保するために必要なものとして厚生労働省令で定める体制を整備すること
③ 再生医療等製品製造管理者その他の厚生労働省令で定める者に、GCTPを遵守して再生医療等製品の製造管理及び品質管理を行わせるために必要な権限の付与及びそれらの者が行う業務の監督その他の措置
④ ①~③に掲げるもののほか、再生医療等製品の製造業者の従業員に対して法令遵守のための指針を示すことその他の製造業者の業務の適正な遂行に必要なものとして厚生労働省令で定める措置

5.3 再生医療等製品販売業者に関する改正（改正法案からの想定）

再生医療等製品の販売業者の法令遵守体制に関する措置等の義務化が想定される。改正法案によると、具体的には、営業所管理者は、その義務及び業務を遂行し、遵守するために必要な能力及び経験を有する者でなければならないとされ（改正法案第40条の7で準用する第7条第3項）、薬事に関する法令の規定の遵守を確保するために、次に掲げる措置を講じ、これらの措置の内容を記録し、適切に保存しなければならない（改正法案第40条の7で準用する第9条の2）。

これに伴い、許可申請書への記載事項が法律に定められ、法人の場合は「薬事に関する業務に責任を有する役員の氏名」が追加される可能性がある（改正法案第40条の5）。

（改正法案第40条の7で準用する第9条の2を読替え）

① 再生医療等製品の営業所の管理に関する業務について、営業所管理者が有する権限を明らかにすること
② 再生医療等製品の営業所の管理に関する業務その他の販売業者の業務の遂行が法令に適合することを確保するための体制、当該販売業者の「薬事に関する業務に責任を有する役員」及び従業員の業務の監督に係る体制その他の販売業者の業務の適正を確保するために必要なものとして厚生労働省令で定める体制を整備すること
③ ①及び②に掲げるもののほか、再生医療等製品の販売業者の従業員に対して法令遵守のための指針を示すことその他の販売業者の業務の適正な遂行に必要なものとして厚生労働省令で定める措置

CHAPTER 6 | 様式集

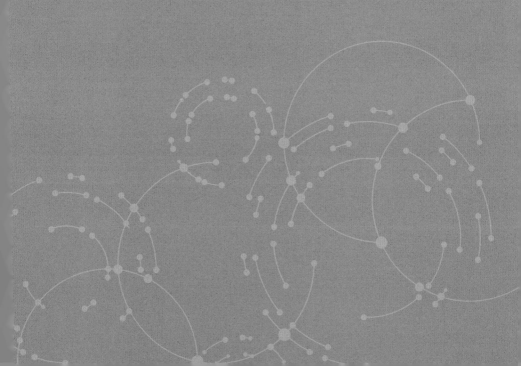

6. 様式集

様式1

業者コード登録票

業者コードの別	1 申請者の業者コード　　2 製造所等の業者コード
製造所等所在都道府県 （外国製造申請にあっては国名）	

申請者	ふりがな	
	申請者の名称	
	住所又は所在地	
	電話番号	
製造所等	ふりがな	
	製造所等の名称	
	住所又は所在地	
	電話番号	
提出年月日		令和　　年　　月　　日
業務の種別		1 製造販売　2 製造　3 修理　4 外国製造 ① 医薬品　② 医薬部外品　③ 化粧品　④ 医療機器 ⑤ 体外診断用医薬品　⑥ 再生医療等製品
備　　考		

＊【業者コード】
＊【付番年月日】

住所（法人にあっては、主たる事務所の所在地）
氏名（法人にあっては、名称）
担当者（担当者名、連絡先電話番号及びFAX番号）

（注意）
1 　用紙の大きさは、日本工業規格A4とすること。
2 　字は、楷書ではっきり書くこと。
3 　＊のある欄は記入しないこと。
4 　「業者コードの別」欄は登録を希望する業者コードに○印を付すこと。
　　申請者の業者コード（9桁の業者コードのうち下3桁が「000」のもの。）の登録をしていない場合は、1申請者の業者コードと2製造所等の両方に○印を付し、業許可等を受けようとする製造所等の所在地の都道府県に提出すること。
5 　「都道府県」欄は、業許可を受けようとする製造所等の所在地の都道府県名を記載すること。
6 　「ふりがな」欄は、氏名又は名称若しくは製造所等の名称のふりがなをひらがなで記載すること。「株式会社」等から始まる名称の場合は、「かぶしきかいしゃ」等を省略すること。
7 　「氏名又は名称」欄は、申請者の業者コードの登録にあっては申請者の氏名（法人にあっては名称）を正確に記載すること。
8 　「製造所等の名称」欄は、製造所等の業者コード登録にあっては業許可等を受けようとする製造所等の名称を正確に記載すること。
9 　「住所又は所在地」欄は、都道府県名から正確に記載すること。
10　「電話番号」欄は、氏名又は名称欄若しくは製造所等の名称欄に記載した製造所等の連絡先番号を記載すること。
11　「提出年月日」欄は、登録票を提出する年月日を記載すること。
12　「業務の別」欄は、登録しようとする業務の種別に該当するものに○印を付けること。
13　「備考」欄は、既に申請者の業者コードが登録されている場合にあっては申請者の業者コード（9桁の業者コードのうち下3桁が「000」のもの。）を記載するほか、その他参考となる事項を記載すること。

様式第九(第十九条、第百十四条の二、第百三十七条の二関係)

| 医薬品 体外診断用医薬品 医薬部外品 化粧品 医療機器 再生医療等製品 | 製造販売業 許可申請書 |

主たる機能を有する事務所の名称				
主たる機能を有する事務所の所在地				
許可の種類				
総括製造販売責任者	氏名		資格	
	住所			
申請者（法人にあつては、その業務を行う役員を含む。）の欠格条項	(1)法第75条第1項の規定により許可を取り消されたこと			
	(2)法第75条の2第1項の規定により登録を取り消されたこと			
	(3)禁錮以上の刑に処せられたこと			
	(4)薬事に関する法令で政令で定めるもの又はこれに基づく処分に違反したこと			
	(5)後見開始の審判を受けていること			
備考				

上記により、 医薬品 体外診断用医薬品 医薬部外品 化粧品 医療機器 再生医療等製品 の製造販売業の許可を申請します。

　年　月　日

　　　　　　　　　　　住所（法人にあつては、主たる事務所の所在地）

　　　　　　　　　　　氏名（法人にあつては、名称及び代表者の氏名）　㊞

都道府県知事
保健所設置市市長　　殿
特別区区長

（注意）
1　用紙の大きさは、日本工業規格A4とすること。
2　字は、墨、インク等を用い、楷書ではっきりと書くこと。
3　許可の種類欄には、医薬品、体外診断用医薬品、医薬部外品、化粧品又は医療機器の製造販売業にあつては法第12条第1項又は法第23条の2第1項に掲げる許可の種類のうち該当するもの、再生医療等製品の製造販売業にあつては再生医療等製品製造販売業許可と、薬局製造販売医薬品製造販売業にあつては薬局製造販売医薬品製造販売業許可と記載すること。
4　総括製造販売責任者の資格欄には、医薬品又は体外診断用医薬品の製造販売業にあつてはその者が薬剤師であるときはその者の薬剤師名簿の登録番号及び登録年月日を、医薬部外品、化粧品、医療機器又は再生医療等製品の製造販売業にあつてはその者が第85条第1項及び第2項、第114条の49第1項及び第2項又は第137条の50第1項の各号のいずれに該当するかを記載すること。
5　申請者の欠格条項の(1)欄から(5)欄までには、当該事実がないときは「なし」と記載し、あるときは、(1)欄及び(2)欄にあつてはその理由及び年月日を、(3)欄にあつてはその罪、刑、刑の確定年月日及びその執行を終わり、又は執行を受けることがなくなつた場合はその年月日を、(4)欄にあつてはその違反の事実及び違反した年月日を、(5)欄にあつては「ある」と記載すること。
6　薬局製造販売医薬品の製造販売業にあつては、備考欄にその薬局の開設許可番号及び許可年月日を記載すること。
7　令第20条第2項に規定する医薬部外品の製造販売業にあつては、備考欄に「新指定医薬部外品」と記載すること。
8　申請者が現に製造販売業の許可を取得している場合には、備考欄に当該製造販売業の許可の種類及び許可番号を記載すること。

※薬機法改正により、記載事項として「薬事に関する業務に責任を有する役員の氏名（法人の場合）」が追加される可能性があるため、最新の様式を参照されたい。

様式第十一（第二十三条、第百十四条の六、第百三十七条の六関係）

　　　　　　　　　　医　薬　品
　　　　　　　　　　体外診断用医薬品
　　　　　　　　　　医　薬　部　外　品　　製造販売業　許可更新申請書
　　　　　　　　　　化　　粧　　　品
　　　　　　　　　　医　療　機　器
　　　　　　　　　　再生医療等製品

許　可　番　号　及　び　年　月　日		
主たる機能を有する事務所の名称		
主たる機能を有する事務所の所在地		
許　　　可　　　の　　　種　　　類		
総括製造販売責任者	氏　　　名	資格
	住　　　所	
申請者（法人にあつては、その業務を行う役員を含む。）の欠格条項	(1)法第75条第1項の規定により許可を取り消されたこと	
	(2)法第75条の2第1項の規定により登録を取り消されたこと	
	(3)禁錮以上の刑に処せられたこと	
	(4)薬事に関する法令で政令で定めるもの又はこれに基づく処分に違反したこと	
	(5)後見開始の審判を受けていること	
備　　　　　　　　　　　考		

　　　　　　　　　　医　薬　品
　　　　　　　　　　体外診断用医薬品
　　　上記により、　医　薬　部　外　品　の製造販売業の許可の更新を申請します。
　　　　　　　　　　化　　粧　　　品
　　　　　　　　　　医　療　機　器
　　　　　　　　　　再生医療等製品

　　　　　年　　月　　日

　　　　　　　　　　　　　　　　　　　　住　所（法人にあつては、主たる事務所の所在地）

　　　　　　　　　　　　　　　　　　　　氏　名（法人にあつては、名称及び代表者の氏名）　　㊞

　　　都道府県知事
　　　保健所設置市市長　殿
　　　特別区区長

(注意)
1 用紙の大きさは、日本工業規格A4とすること。
2 字は、墨、インク等を用い、楷書ではっきりと書くこと。
3 許可の種類欄には、医薬品、体外診断用医薬品、医薬部外品、化粧品又は医療機器の製造販売業にあつては法第12条第1項又は法第23条の2第1項に掲げる許可の種類のうち該当するもの、再生医療等製品の製造販売業にあつては再生医療等製品製造販売業許可と、薬局製造販売医薬品製造販売業にあつては薬局製造販売医薬品製造販売業許可と記載すること。
4 総括製造販売責任者の資格欄には、医薬品又は体外診断用医薬品の製造販売業にあつてはその者が薬剤師であるときはその者の薬剤師名簿の登録番号及び登録年月日を、医薬部外品、化粧品、医療機器又は再生医療等製品の製造販売業にあつてはその者が第85条第1項及び第2項、第114条の49第1項及び第2項又は第137条の50第1項の各号のいずれに該当するかを記載すること。
5 申請者の欠格条項の(1)欄から(5)欄までには、当該事実がないときは「なし」と記載し、あるときは、(1)欄及び(2)欄にあつてはその理由及び年月日を、(3)欄にあつてはその罪、刑、刑の確定年月日及びその執行を終わり、又は執行を受けることがなくなつた場合はその年月日を、(4)欄にあつてはその違反の事実及び違反した年月日を、(5)欄にあつては「ある」と記載すること。
6 薬局製造販売医薬品の製造販売業にあつては、備考欄にその薬局の開設許可番号及び許可年月日を記載すること。
7 令第20条第2項に規定する医薬部外品の製造販売業にあつては、備考欄に「新指定医薬部外品」と記載すること。
8 申請者が現に製造販売業の許可を取得している場合には、備考欄に当該製造販売業の許可の種類及び許可番号を記載すること。

※薬機法改正により、記載事項として「薬事に関する業務に責任を有する役員の氏名(法人の場合)」が追加される可能性があるため、最新の様式を参照されたい。

様式第七十五の十六（第百三十七条の五十二関係）

再生医療等製品製造管理者承認申請書

製 造 業 の 許 可 区 分		
製造業の許可番号及び年月日		
製 造 所 の 名 称		
製 造 所 の 所 在 地		
管理者	氏　　　　名	
	住　　　　所	
備　　　　　　　考		

上記により、再生医療等製品製造管理者の承認を申請します。

　　　　年　　月　　日

　　　　　　　　　　　　住　所（法人にあつては、主たる事務所の所在地）

　　　　　　　　　　　　氏　名（法人にあつては、名称及び代表者の氏名）　　㊞

地方厚生局長　　殿

（注意）
1 用紙の大きさは、日本工業規格A4とすること。
2 この申請書は、正副2通提出すること。
3 字は、墨、インク等を用い、楷書ではっきりと書くこと。
4 備考欄には、申請に係る者が再生医療等製品製造管理者となる予定年月日を記載すること。

様式第十六（一）（第三十三条、百三十七条の十六関係）

医　薬　品　　製造業　　許　可
再生医療等製品　　　　　　許可の更新　　調査申請書

製 造 所 の 名 称	
製 造 所 の 所 在 地	
許　可　の　区　分	
許可番号及び年月日 （ 更 新 の 場 合 ）	
手　数　料　区　分	
調 査 手 数 料 金 額	
備　　　　　　　考	

上記により　医　薬　品　の製造業の　許　可　に係る調査を申請します。
　　　　　　再生医療等製品　　　　　　許可の更新

　　　　　年　　　月　　　日

　　　　　　　　　　　　　　住　所（法人にあつては、主たる事務所の所在地）

　　　　　　　　　　　　　　氏　名（法人にあつては、名称及び代表者の氏名）　印

独立行政法人医薬品医療機器総合機構理事長　殿

（注意）
1　用紙の大きさは、日本工業規格A4とすること。
2　この申請書は、正副2通提出すること。
3　字は、墨、インク等を用い、楷書ではつきりと書くこと。
4　備考欄には、申請に係る者が再生医療等製品製造管理者となる予定年月日を記載すること。

様式第十二 (第二十五条、第百三十七条の八関係)

収入印紙		医薬品 医薬部外品　製造業　許可申請書 化粧品 再生医療等製品

製 造 所 の 名 称			
製 造 所 の 所 在 地			
許 可 の 区 分			
製造所の構造設備の概要			
管理者又は責任技術者	氏名		資格
	住所		
申請者（法人にあつては、その業務を行う役員を含む。）の欠格条項	(1)法第75条第1項の規定により許可を取り消されたこと		
	(2)法第75条の2第1項の規定により登録を取り消されたこと		
	(3)禁錮以上の刑に処せられたこと		
	(4)薬事に関する法令で政令で定めるもの又はこれに基づく処分に違反したこと		
	(5)後見開始の審判を受けていること		
備　　　　　　　　考			

　上記により、医　薬　品　　の製造業の許可を申請します。
　　　　　　　医 薬 部 外 品
　　　　　　　化　粧　品
　　　　　　　再生医療等製品

　　　　　年　　月　　日

　　　　　　　　　　　　　　　　　住　所（法人にあつては、主たる事務所の所在地）

　　　　　　　　　　　　　　　　　氏　名（法人にあつては、名称及び代表者の氏名）　㊞

　地方厚生局長
　都道府県知事
　保健所設置市市長　　　殿
　特別区区長

（注意）
1 用紙の大きさは、日本工業規格A4とすること。
2 この申請書は、地方厚生局長に提出する場合にあつては正本1通及び副本2通、都道府県知事、保健所を設置する市の市長又は特別区の区長に提出する場合にあつては正本1通提出すること。
3 字は、墨、インク等を用い、楷書ではつきりと書くこと。
4 収入印紙は、地方厚生局長に提出する申請書の正本にのみ貼り、消印をしないこと。
5 許可の区分欄には、第26条第1項から第3項までの各号又は第137条の9第1項各号のいずれに該当するかを記載すること。
6 製造所の構造設備の概要欄にその記載事項の全てを記載することができないときは、同欄に「別紙のとおり」と記載し、別紙を添付すること。
7 管理者又は責任技術者の資格欄には、管理者にあつてはその者が薬剤師であるときはその者の薬剤師名簿の登録番号及び登録年月日を、責任技術者にあつてはその者が第91条第1項及び第2項各号のいずれに該当するかを記載すること。
8 申請者の欠格条項の(1)欄から(5)欄までには、当該事実がないときは「なし」と記載し、あるときは、(1)欄及び(2)欄にあつてはその理由及び年月日を、(3)欄にあつてはその罪、刑、刑の確定年月日及びその執行を終わり、又は執行を受けることがなくなつた場合はその年月日を、(4)欄にあつてはその違反の事実及び違反した年月日を、(5)欄にあつては「ある」と記載すること。
9 薬局製造販売医薬品の製造業にあつては、備考欄にその薬局の開設許可番号及び許可年月日を記載すること。
10 申請者が他の区分の製造業の許可を取得している場合には、備考欄に当該許可の区分及び許可番号を記載すること。

※薬機法改正により、記載事項として「薬事に関する業務に責任を有する役員の氏名（法人の場合）」が追加される可能性があるため、最新の様式を参照されたい。

様式第十四（第三十条、第百三十七条の十三関係）

収入印紙

医　薬　品
医　薬　部　外　品
化　粧　品　　製造業　許可更新申請書
再生医療等製品

許　可　番　号　及　び　年　月　日	
製　造　所　の　名　称	
製　造　所　の　所　在　地	
許　可　の　区　分	
製　造　所　の　構　造　設　備　の　概　要	

| 管理者又は責任技術者 | 氏　名 | | 資格 | |
| | 住　所 | | | |

申請者（法人にあつては、その業務を行う役員を含む。）の欠格条項	(1)法第75条第1項の規定により許可を取り消されたこと	
	(2)法第75条の2第1項の規定により登録を取り消されたこと	
	(3)禁錮以上の刑に処せられたこと	
	(4)薬事に関する法令で政令で定めるもの又はこれに基づく処分に違反したこと	
	(5)後見開始の審判を受けていること	

| 備　　　考 | |

上記により、
医　薬　品
医　薬　部　外　品
化　粧　品　　の製造業の許可の更新を申請します。
再生医療等製品

　　　　年　月　日

　　　　　　　　　　　　　住　所（法人にあつては、主たる事務所の所在地）

　　　　　　　　　　　　　氏　名（法人にあつては、名称及び代表者の氏名）　　㊞

地方厚生局長
都道府県知事
保健所設置市市長　　　殿
特別区区長

（注意）
1 用紙の大きさは、日本工業規格A4とすること。
2 この申請書は、地方厚生局長に提出する場合にあつては正本1通及び副本2通、都道府県知事、保健所を設置する市の市長又は特別区の区長に提出する場合にあつては正本1通提出すること。
3 字は、墨、インク等を用い、楷書ではつきりと書くこと。
4 収入印紙は、地方厚生局長に提出する申請書の正本にのみ貼り、消印をしないこと。
5 許可の区分欄には、第26条第1項から第3項までの各号又は第137条の9各号のいずれに該当するかを記載すること。
6 製造所の構造設備の概要欄にその記載事項の全てを記載することができないときは、同欄に「別紙のとおり」と記載し、別紙を添付すること。
7 申請者の欠格条項の(1)欄から(5)欄までには、当該事実がないときは「なし」と記載し、あるときは、(1)欄及び(2)欄にあつてはその理由及び年月日を、(3)欄にあつてはその罪、刑、刑の確定年月日及びその執行を終わり、又は執行を受けることがなくなつた場合はその年月日を、(4)欄にあつてはその違反の事実及び違反した年月日を、(5)欄にあつては「ある」と記載すること。
8 申請者が他の区分の製造業の許可を取得している場合には、備考欄に当該許可の区分及び許可番号を記載すること。

※薬機法改正により、記載事項として「薬事に関する業務に責任を有する役員の氏名（法人の場合）」が追加される可能性があるため、最新の様式を参照されたい。

様式第九十四の二（第百九十六条の二関係）

再生医療等製品販売業許可申請書

営 業 所 の 名 称		
営 業 所 の 所 在 地		
営業所の構造設備の概要		
管　理　者	氏　名	資格
	住　所	
兼 営 事 業 の 種 類		
申請者（法人にあつては、その業務を行う役員を含む。）の欠格条項	(1)法第75条第１項の規定により許可を取り消されたこと	
	(2)法第75条の２第１項の規定により登録を取り消されたこと	
	(3)禁錮以上の刑に処せられたこと	
	(4)薬事に関する法令で政令で定めるもの又はこれに基づく処分に違反したこと	
	(5)後見開始の審判を受けていること	
備　　　　　　　　　　　　考		

上記により、再生医療等製品の販売業の許可を申請します。

　　　　　年　月　日

　　　　　　　　　　　　　　　住　所（法人にあつては、主たる事務所の所在地）

　　　　　　　　　　　　　　　氏　名（法人にあつては、名称及び代表者の氏名）　　㊞

都道府県知事　殿

(注意)
1 用紙の大きさは、日本工業規格A4とすること。
2 字は、墨、インク等を用い、楷書ではっきりと書くこと。
3 営業所の構造設備の概要欄にその記載事項の全てを記載することができないときは、同欄に「別紙のとおり」と記載し、別紙を添付すること。
4 管理者の資格欄には、法第40条の6の規定により再生医療等製品の販売を実地に管理する者が第196条の4各号のいずれに該当するかを記載すること。
5 兼営事業の種類欄には、当該営業所において再生医療等製品の販売業以外の業務を併せて行うときはその業務の種類を記載し、ないときは「なし」と記載すること。
6 申請者の欠格条項の(1)欄から(5)欄までには、当該事実がないときは「なし」と記載し、あるときは、(1)欄及び(2)欄にあつてはその理由及び年月日を、(3)欄にあつてはその罪、刑、刑の確定年月日及びその執行を終わり、又は執行を受けることがなくなつた場合はその年月日を、(4)欄にあつてはその違反の事実及び違反した年月日を、(5)欄にあつては「ある」と記載すること。

※薬機法改正により、記載事項として「薬事に関する業務に責任を有する役員の氏名(法人の場合)」が追加される可能性があるため、最新の様式を参照されたい。

様式第九十四の四（第百九十六条の五関係）

収入印紙

再生医療等製品販売業許可更新申請書

許 可 番 号 及 び 年 月 日			
営 業 所 の 名 称			
営 業 所 の 所 在 地			
営 業 所 の 構 造 設 備 の 概 要			
管　理　者	氏　名		資格
	住　所		
兼 営 事 業 の 種 類			

変更内容	事　　　　　　　　　　　項	変　更　前	変　更　後

申請者（法人にあつては、その業務を行う役員を含む。）の欠格条項	(1)法第75条第1項の規定により許可を取り消されたこと	
	(2)法第75条の2第1項の規定により登録を取り消されたこと	
	(3)禁錮以上の刑に処せられたこと	
	(4)薬事に関する法令で政令で定めるもの又はこれに基づく処分に違反したこと	
	(5)後見開始の審判を受けていること	

備　　　　　　　　考

上記により、再生医療等製品の販売業の許可の更新を申請します。

　　　年　月　日

　　　　　　　　　　　　住　所（法人にあつては、主たる事務所の所在地）

　　　　　　　　　　　　氏　名（法人にあつては、名称及び代表者の氏名）　㊞

都道府県知事　殿

（注意）
1 用紙の大きさは、日本工業規格A4とすること。
2 字は、墨、インク等を用い、楷書ではつきりと書くこと。
3 営業所の構造設備の概要欄にその記載事項の全てを記載することができないときは、同欄に「別紙のとおり」と記載し、別紙を添付すること。
4 兼営事業の種類欄には、当該営業所において再生医療等製品の販売業以外の業務を併せて行うときはその業務の種類を記載し、ないときは「なし」と記載すること。
5 変更内容欄には、許可申請書に記載した事項のうち、この更新申請書を提出する時までに変更のあつた事項について、記載すること。
6 申請者の欠格条項の(1)欄から(5)欄までには、当該事実がないときは「なし」と記載し、あるときは、(1)欄及び(2)欄にあつてはその理由及び年月日を、(3)欄にあつてはその罪、刑、刑の確定年月日及びその執行を終わり、又は執行を受けることがなくなつた場合はその年月日を、(4)欄にあつてはその違反の事実及び違反した年月日を、(5)欄にあつては「ある」と記載すること。

※薬機法改正により、記載事項として「薬事に関する業務に責任を有する役員の氏名（法人の場合）」が追加される可能性があるため、最新の様式を参照されたい。

様式第六 (第十六条、第十六条の二、第九十九条、第百条、第百十四条の六十九、第百十四条の七十、第百二十七条、第百三十七条の六十五、第百三十七条の六十六、第百七十四条、第百七十六条、第百九十五条、第二百六十五条、第二百六十五条の二、第二百六十五条の三関係)

変 更 届 書

業　務　の　種　別		
許可番号、認定番号又は登録番号及び年月日		
薬局、主たる機能を有する事務所、製造所、店舗、営業所又は事業所	名　　称	
	所 在 地	

変更内容	事　　　項	変　更　前	変　更　後

変 更 年 月 日	
備　　　　考	

上記により、変更の届出をします。
　　年　月　日

　　　　　　　　　　　　　　　　　　住　所（法人にあつては、主たる事務所の所在地）

　　　　　　　　　　　　　　　　　　氏　名（法人にあつては、名称及び代表者の氏名）　㊞

厚 生 労 働 大 臣
地 方 厚 生 局 長
都 道 府 県 知 事　　殿
保健所設置市市長
特 別 区 区 長

（注意）
1 用紙の大きさは、日本工業規格A4とすること。
2 字は、墨、インク等を用い、楷書ではっきりと書くこと。
3 業務の種別欄には、薬局、第1種医薬品、第2種医薬品、医薬部外品、化粧品、第1種医療機器、第2種医療機器、第3種医療機器、体外診断用医薬品、再生医療等製品若しくは薬局製造販売医薬品の製造販売業、医薬品、医薬部外品、化粧品、医療機器、体外診断用医薬品、再生医療等製品若しくは薬局製造販売医薬品の製造業、認定外国製造業者、登録外国製造業者、登録認証機関、店舗販売業、配置販売業、卸売販売業、高度管理医療機器等の販売業若しくは貸与業（指定視力補正用レンズ又はプログラム高度管理医療機器のみの販売業又は貸与業を除く。）、指定視力補正用レンズ又はプログラム高度管理医療機器のみの販売業若しくは貸与業、特定管理医療機器の販売業若しくは貸与業（補聴器、家庭用電気治療器又はプログラム管理医療機器以外の特定管理医療機器を販売又は貸与する場合に限る。）、補聴器、家庭用電気治療器若しくはプログラム管理医療機器のみの販売業若しくは貸与業、管理医療機器（特定管理医療機器を除く。）の販売業若しくは貸与業又は医療機器の修理業の別に記載すること。
なお、様式第114、様式第114の2及び様式第114の3による届出に記載された事項に変更を生じた場合における令第74条第1項、令74条の2第1項及び令74条の3第1項の規定による届出の場合は、業務の種別欄に、赤字で「輸出用」と付記すること。
4 医薬品等の製造業者若しくは認定外国製造業者又は医療機器の修理業者については、この届書は地方厚生局長に提出する場合にあつては正本1通及び副本2通を、厚生労働大臣、都道府県知事、保健所を設置する市の市長又は特別区の区長に提出する場合にあつては正本1通を提出すること。
5 管理医療機器の販売業又は貸与業にあつては、許可番号、認定番号又は登録番号及び年月日欄にその販売業又は貸与業の届出を行つた年月日を記載すること。
6 配置販売業にあつては、所在地欄に営業区域を記載し、名称欄の記載を要しないこと。
7 管理者の変更の場合は、変更後の管理者が薬剤師又は登録販売者であるときはその者の薬剤師名簿登録番号及び登録年月日又は販売従事登録番号及び登録年月日を、責任技術者の変更の場合は、変更後の責任技術者が第91条第1項及び第2項並びに第114条の53第1項から第3項までの各号のいずれに該当するかを、営業所管理者の変更の場合は、変更後の営業所管理者が薬剤師以外の者であるときはその者が第154条各号のいずれに該当するかを、高度管理医療機器等営業管理者の変更の場合は、変更後の高度管理医療機器等営業管理者が第162条第1項から第4項までの各号のいずれに該当するかを、特定管理医療機器営業管理者等の変更の場合は、変更後の特定管理医療機器営業管理者等が第175条第1項各号のいずれに該当するかを、再生医療等製品営業所管理者の変更の場合は、変更後の再生医療等製品営業所管理者が第196条の4第1項各号のいずれに該当するかを変更後欄に付記すること。
8 管理者以外の薬剤師又は登録販売者に変更があつた場合のうち、新たに薬事に関する実務に従事する薬剤師又は登録販売者となつた場合には、その者の薬剤師名簿登録番号及び登録年月日又は販売従事登録番号及び登録年月日を変更後欄に付記すること。
9 業務を行う役員の変更の場合は、備考欄に、変更後の役員が法第5条第3号イからへまでのいずれかに掲げる者又は成年被後見人に該当するときはそのいずれに該当するかを記載し、該当しないときは「なし」と記載すること。
10 登録外国製造業者又は認定外国製造業者にあつては、外国語により申請者の住所及び氏名を並記すること。また、署名をもつて押印に代えることができるものとする。

様式第八（第十八条、第百三十二条、第百五十九条の二十三、第百七十七条、第百九十六条の十三関係）

休　止
廃　止　届書
再　開

業　務　の　種　別		
許可番号、認定番号又は登録番号及び年月日		
薬局、主たる機能を有する事務所、製造所、店舗、営業所又は事業所	名　称	
	所 在 地	
休止、廃止又は再開の年月日		
備　　　　　考		

　　　　　休止
上記により、廃止の届出をします。
　　　　　再開
　　年　　月　　日

　　　　　　　　　　　　　　　　住　所（法人にあつては、主たる事務所の所在地）

　　　　　　　　　　　　　　　　氏　名（法人にあつては、名称及び代表者の氏名）　　㊞

厚生労働大臣
地方厚生局長
都道府県知事　　殿
保健所設置市市長
特別区区長

（注意）
1　用紙の大きさは、日本工業規格A4とすること。
2　字は、墨、インク等を用い、楷書ではつきりと書くこと。
3　業務の種別欄には、薬局、第1種医薬品、第2種医薬品、医薬部外品、化粧品、第1種医療機器、第2種医療機器、第3種医療機器、体外診断用医薬品、再生医療等製品若しくは薬局製造販売医薬品の製販売業、医薬品、医薬部外品、化粧品、医療機器、体外診断用医薬品、再生医療等製品若しくは薬局製造販売医薬品の製造業、認定外国製造業者、登録外国製造業者、登録認証機関、店舗販売業、配置販売業、卸売販売業、高度管理医療機器等の販売業若しくは貸与業、管理医療機器の販売業若しくは貸与業又は医療機器の修理業の別を記載すること。
4　医薬品等の製造業者又は医療機器の修理業者については、この届書は地方厚生局長に提出する場合にあつては正本1通及び副本2通、都道府県知事、保健所を設置する市の市長又は特別区の区長に提出する場合にあつては正本1通提出すること。
5　管理医療機器の販売業又は貸与業にあつては、許可番号、認定番号又は登録番号及び年月日欄に、その販売業又は貸与業の届出を行つた年月日を記載すること。
6　休止の場合には、休止、廃止又は再開の年月日欄に「〇年〇月〇日まで休止の予定」と付記すること。
7　配置販売業にあつては、所在地欄に営業区域を記載し、名称欄の記載を要しないこと。
8　登録外国製造業者又は認定外国製造業者にあつては、外国語により申請者の住所及び氏名を並記すること。また、署名をもつて押印に代えることができるものとする。

様式第三（第四条、第二十一条、第二十八条、第百十四条の四、第百十四条の十一、第百十四条の三十五、第百二十三条、第百三十七条の四、第百三十七条の十一、第百八十三条関係）

| 収　入 |
| 印　紙 |

　　　　　許　可　証
　　　　　認　定　証　　書換え交付申請書
　　　　　登　録　証
　　　　　基準適合証

業　務　等　の　種　別	
許可番号、認定番号、登録番号又は基準適合証番号及び年月日	
薬局、主たる機能を有する事務所、製造所、店舗、営業所又は事業所	名　称
	所在地
変更内容	事　　項	変　更　前	変　更　後
変　更　年　月　日	
備　　　　　考	

　　　　　　許　可　証
上記により、認　定　証　の書換え交付を申請します。
　　　　　　登　録　証
　　　　　　基準適合証

　　　年　　月　　日

　　　　　　　　　　　　　住　所（法人にあつては、主たる事務所の所在地）

　　　　　　　　　　　　　氏　名（法人にあつては、名称及び代表者の氏名）　　㊞

厚　生　労　働　大　臣
独立行政法人医薬品医療機器総合機構理事長
地　方　厚　生　局　長
都　道　府　県　知　事　　　　　殿
保健所設置市市長
特　別　区　区　長
登　録　認　証　機　関

（注意）
1　用紙の大きさは、日本工業規格A4とすること。
2　字は、墨、インク等を用い、楷書ではつきりと書くこと。
3　業務等の種別欄には、薬局、第1種医薬品、第2種医薬品、医薬部外品、化粧品、第1種医療機器、第2種医療機器、第3種医療機器、体外診断用医薬品、再生医療等製品若しくは薬局製造販売医薬品の製造販売業、医薬品、医薬部外品、化粧品、医療機器、体外診断用医薬品、再生医療等製品若しくは薬局製造販売医薬品の製造業、認定外国製造者、登録外国製造業者、登録認証機関、店舗販売業、配置販売業、卸売販売業、高度管理医療機器等の販売業若しくは貸与業、医療機器の修理業又は基準適合証の別を記載すること。
4　医薬品等の製造業者若しくは認定外国製造者又は医療機器の修理業者については、この申請書は地方厚生局長に提出する場合にあつては正副2通、厚生労働大臣又は都道府県知事に提出する場合にあつては正本1通提出すること。
5　配置販売業にあつては、所在地欄に営業区域を記載し、名称欄の記載を要しないこと。
6　基準適合証にあつては、名称欄に品目の名称、所在地欄に承認番号又は認証番号を記載すること。
7　登録外国製造業者又は認定外国製造者にあつては、外国語により申請者の住所及び氏名を並記すること。また、署名をもつて押印に代えることができるものとする。
8　収入印紙は、厚生労働大臣又は地方厚生局長に提出する申請書の正本にのみ貼り、消印をしないこと。

様式第四（第五条、第二十二条、第二十九条、第百十四条の五、第百十四条の十二、第百十四条の三十六、第百二十四条、第百三十七条の五、第百三十七条の十二、第百八十四条関係）

収入印紙

許可証
認定証　再交付申請書
登録証
基準適合証

業　務　等　の　種　別	
許可番号、認定番号、登録番号又は基準適合証番号及び年月日	
薬局、主たる機能を有する事務所、製造所、店舗、営業所又は事業所	名　称	
	所在地	
再　交　付　申　請　の　理　由	
備　　　　　　考	

　　　　許　可　証
上記により、認　定　証　の再交付を申請します。
　　　　登　録　証
　　　　基準適合証
　　　年　月　日

　　　　　　　　　　　　　住　所（法人にあつては、主たる事務所の所在地）

　　　　　　　　　　　　　氏　名（法人にあつては、名称及び代表者の氏名）　㊞

厚生労働大臣
独立行政法人医薬品医療機器総合機構理事長
地方厚生局長
都道府県知事　　　　　　　　殿
保健所設置市市長
特別区区長
登録認証機関

（注意）
1　用紙の大きさは、日本工業規格A4とすること。
2　字は、墨、インク等を用い、楷書ではっきりと書くこと。
3　業務等の種別欄には、薬局、第1種医薬品、第2種医薬品、医薬部外品、化粧品、第1種医療機器、第2種医療機器、第3種医療機器、体外診断用医薬品、再生医療等製品若しくは薬局製造販売医薬品の製造販売業、医薬品、医薬部外品、化粧品、医療機器、体外診断用医薬品、再生医療等製品若しくは薬局製造販売医薬品の製造業、認定外国製造業者、登録外国製造業者、登録認証機関、店舗販売業、配置販売業、卸売販売業、高度管理医療機器等の販売業若しくは貸与業、医療機器の修理業又は基準適合証の別を記載すること。
4　配置販売業にあつては、所在地欄に営業区域を記載し、名称欄の記載を要しないこと。
5　医薬品等の製造業者若しくは認定外国製造業者又は医療機器の修理業者については、この申請書は地方厚生局長に提出する場合にあつては正副2通、厚生労働大臣又は都道府県知事に提出する場合にあつては正本1通提出すること。
6　基準適合証にあつては、名称欄に品目の名称、所在地欄に承認番号又は認証番号を記載すること。
7　登録外国製造業者又は認定外国製造業者にあつては、外国語により申請者の住所及び氏名を並記すること。また、署名をもつて押印に代えることができるものとする。
8　収入印紙は厚生労働大臣又は地方厚生局長に提出する申請書の正本にのみ貼り、消印をしないこと。

様式第二十（第八十一条関係）（表面）

特定細胞加工物製造 許　　可 調査申請書
　　　　　　　　　　許可の更新

年　　月　　日

独立行政法人医薬品医療機器総合機構理事長　殿

住　所　｛法人にあっては、主たる事務所の所在地｝

氏　名　｛法人にあっては、名称及び代表者の氏名｝　　印

　下記のとおり、特定細胞加工物の製造の 許　　可 に係る調査を、再生医療等の安全性
　　　　　　　　　　　　　　　　　　　　許可の更新
の確保等に関する法律施行規則第81条第2項の規定により申請します。

記

細胞培養加工施設の施設番号及び許可年月日（更新の場合）		
細胞培養加工施設の名称		
細胞培養加工施設の所在地		
施設管理者の氏名		
調査手数料の金額		
連絡先	担当部署	
	電話番号	
	FAX番号	
	電子メールアドレス	
備考		

（留意事項）
1　用紙の大きさは、日本工業規格A4とすること。
2　提出は、正本1通とすること。
3　各項目の記載欄にその記載事項の全てを記載する事ができないときには、同欄に「別紙のとおり。」と記載し、別紙を添付すること。
4　再生医療等の安全性の確保等に関する法律施行令において定める手数料を機構の口座に払いこんだことを証する書類の写しを裏面に貼付すること。
5　これまでに機構による製造の許可に係る調査を受けたことがある場合には、「備考」欄に前回調査申請日及び結果通知日について記載すること。

様式第十四(第七十二条関係)(表面)

特定細胞加工物製造許可申請書

年　月　日

地方厚生局長　殿

住　所　｛法人にあっては、主たる事務所の所在地｝

氏　名　｛法人にあっては、名称及び代表者の氏名｝　　印

　下記のとおり、特定細胞加工物の製造の許可を受けたいので、再生医療等の安全性の確保等に関する法律第35条第2項の規定により申請します。

記

1　細胞培養加工施設及び申請者に関する事項

細胞培養加工施設の名称		
細胞培養加工施設の所在地		
施設管理者に関する事項	氏名	
	略歴	
業務を行う役員の氏名(法人の場合)		
申請者(法人にあっては、その業務を行う役員を含む)の欠格条項	(1)法第49条の規定により許可を取り消されたこと	
	(2)禁錮以上の刑に処せられたこと	
	(3)関係法令又はこれに基づく処分に違反したこと	
製造しようとする特定細胞加工物の種類	人の細胞に培養その他の加工を施した特定細胞加工物 □	動物の細胞に培養その他の加工を施した特定細胞加工物 □

2　申請者の連絡先

担当部署	
電話番号	
FAX番号	
電子メールアドレス	

(留意事項)
1　用紙の大きさは、日本工業規格A4とすること。
2　提出は、正副2通とすること。
3　各項目の記載欄にその記載事項の全てを記載する事ができないときには、同欄に「別紙のとおり。」と記載し、別紙を添付すること。
4　1の「申請者の欠格条項」欄は当該事実がないときは「無」と記載し、あるときは、(1)欄にあってはその理由及び年月日を、(2)欄にあってはその罰、刑、刑の確定年月日及びその執行を終わり、又は執行を受けることがなくなった場合はその年月日を、(3)欄にあってはその違反の事実及び違反した年月日を記載すること。「関係法令」とは、再生医療等の安全性の確保に関する法律第35条第4項第3号に規定する法令を指すものであること。

様式第十九（第七十八条関係）（表面）

収入印紙

特定細胞加工物製造許可事項更新申請書

年　　月　　日

地方厚生局長　殿

住　所 ｛法人にあっては、主たる事務所の所在地｝

氏　名 ｛法人にあっては、名称及び代表者の氏名｝　　印

　下記のとおり、特定細胞加工物の製造の許可の更新を受けたいので、再生医療等の安全性の確保等に関する法律第36条第2項において準用する同法第35条第2項の規定により申請します。

記

1　細胞培養加工施設及び申請者に関する事項

更新を受けようとする細胞培養加工施設の施設番号及び許可年月日			
更新を受けようとする細胞培養加工施設の名称			
変更内容	変更事項		
	変更前		
	変更後		
	変更理由		
※複数該当がある場合は、上記項目を複写して記載すること			
更新を受けようとする細胞培養加工施設の所在地			
施設管理者に関する事項	氏名		
	略歴		
業務を行う役員の氏名（法人の場合）			
申請者（法人にあっては、その業務を行う役員を含む。）の欠格条項	（1）法第49条の規定により許可を取り消されたこと		
	（2）禁錮以上の刑に処せられたこと		
	（3）関係法令又はこれに基づく処分に違反したこと		
製造しようとする特定細胞加工物の種類		人の細胞に培養その他の加工を施した特定細胞加工物　□	動物の細胞に培養その他の加工を施した特定細胞加工物　□

2　申請者の連絡先

担当部署	
電話番号	
FAX番号	
電子メールアドレス	

(留意事項)
1 用紙の大きさは、日本工業規格A4とすること。
2 提出は、正副2通とすること。
3 各項目の記載欄にその記載事項の全てを記載する事ができないときには、同欄に「別紙のとおり。」と記載し、別紙を添付すること。
4 1の「申請者の欠格条項」欄は当該事実がないときは「無」と記載し、あるときは、(1)欄にあってはその理由及び年月日を、(2)欄にあってはその罰、刑、刑の確定年月日及びその執行を終わり、又は執行を受けることがなくなった場合はその年月日を、(3)欄にあってはその違反の事実及び違反した年月日を記載すること。
5 収入印紙は、地方厚生局長に提出する申請書の正本にのみ貼り、消印をしないこと。

様式第十六（第七十五条関係）

特定細胞加工物製造許可事項変更届書

年　月　日

地方厚生局長　殿

住　所 { 法人にあっては、主たる事務所の所在地 }

氏　名 { 法人にあっては、名称及び代表者の氏名 }　　　印

　下記のとおり、特定細胞加工物の製造の許可事項を変更したので、再生医療等の安全性の確保等に関する法律第37条の規定により届け出ます。

記

細胞培養加工施設の施設番号及び許可年月日		
施設管理者の氏名		
細胞培養加工施設の名称		
変更内容	変更事項	
	変更前	
	変更後	
	変更年月日	
	変更理由	

※複数該当がある場合は上記項目を複写して記載すること

（留意事項）
1　用紙の大きさは、日本工業規格A4とすること。
2　提出は、正副2通とすること。
3　各項目の記載欄にその記載事項の全てを記載する事ができないときには、同欄に「別紙のとおり。」と記載し、別紙を添付すること。

様式第二十七(第八十五条関係)(表面)

特定細胞加工物製造届書

年　　月　　日

地方厚生局長　殿

　　　　　　　　　　　　　住　所　{ 法人にあっては、主たる事務所の所在地 }

　　　　　　　　　　　　　氏　名　{ 法人にあっては、名称及び代表者の氏名 }　　　㊞

下記のとおり、再生医療等の安全性の確保等に関する法律第40条第1項の規定により届け出ます。

記

1　細胞培養加工施設及びその内容

届出をする者の区分	病院に設置されるもの	☐
	診療所に設置されるもの	☐
	医薬品、医療機器等の品質、有効性及び安全性の確保等に関する法律第23条の22第1項の許可を受けた製造所	☐
	移植に用いる造血幹細胞の適切な提供の推進に関する法律第30条の臍帯血供給事業の許可を受けた者であって、臍帯血供給事業の用に供するもの	☐

細胞培養加工施設の名称		
細胞培養加工施設の所在地		
施設管理者に関する事項	氏名	
	略歴	
業務を行う役員の氏名(法人の場合)		
届出をする者(法人にあっては、その業務を行う役員を含む。)の停止事由	(1)法第49条の規定により許可を取り消されたこと	
	(2)禁錮以上の刑に処せられたこと	
	(3)関係法令又はこれに基づく処分に違反したこと	
製造をしようとする特定細胞加工物の種類	人の細胞に培養その他の加工を施した特定細胞加工物　☐	動物の細胞に培養その他の加工を施した特定細胞加工物　☐

様式第二十七(第八十五条関係)(裏面)

2　届出をする者の連絡先

担当部署	
電話番号	
FAX番号	
電子メールアドレス	

（留意事項）
1　用紙の大きさは、日本工業規格A4とすること。
2　提出は、正副2通とすること。
3　各項目の記載欄にその記載事項の全てを記載する事ができないときには、同欄に「別紙のとおり。」と記載し、別紙を添付すること。
4　1の「届出をする者の区分」欄は当てはまる□欄にチェックを入れること。
5　1の「届出をする者の停止事由」欄は当該事実がないときは「無」と記載し、あるときは、(1)欄にあってはその理由及び年月日を、(2)欄にあってはその罰、刑、刑の確定年月日及びその執行を終わり、又は執行を受けることがなくなった場合はその年月日を、(3)欄にあってはその違反の事実及び違反した年月日を記載すること。「関係法令」とは、再生医療等の安全性の確保に関する法律第51条第2号において引用する同法第35条第4項第3号及び同法第51条第3号に規定する法令を指すものであること。

様式第二十八(第八十七条関係)

　　　　　　　　　　特定細胞加工物製造届出事項変更届書

　　　　　　　　　　　　　　　　　　　　　　　　　　年　　月　　日

　地方厚生局長　殿

　　　　　　　　　　　　住　所　{ 法人にあっては、主たる事務所の所在地 }

　　　　　　　　　　　　氏　名　{ 法人にあっては、名称及び代表者の氏名 }　　　印

　下記のとおり、特定細胞加工物の製造の届出事項を変更したので、再生医療等の安全性の確保等に関する法律第40条第3項の規定により届け出ます。

　　　　　　　　　　　　　　　　記

細胞培養加工施設の施設番号及び届出年月日		
施設管理者の氏名		
細胞培養加工施設の名称		
変更内容	変更事項	
	変更前	
	変更後	
	変更年月日	
	変更理由	

※複数該当がある場合は、上記の項目を複写して記載すること

（留意事項）
1　用紙の大きさは、日本工業規格A4とすること。
2　提出は、正本1通とすること。
3　各項目の記載欄にその記載事項の全てを記載する事ができないときには、同欄に「別紙のとおり。」と記載し、別紙を添付すること。

別紙様式第八（省令第百十二条関係）（表面）

特定細胞加工物製造状況定期報告書

年　　月　　日

厚生労働大臣　　｝殿
地方厚生局長

住　所　｛法人にあっては、主たる事務所の所在地｝

氏　名　｛法人にあっては、名称及び代表者の氏名｝　　印

　下記のとおり、特定細胞加工物の製造の状況について、再生医療等の安全性の確保等に関する法律第46条の規定により報告します。

記

1　基本情報

細胞培養加工施設の施設番号	
細胞培養加工施設の名称	
許可若しくは認定を受けた年月日又は届出を行った年月日	

2　製造の状況について

特定細胞加工物の名称	特定細胞加工物の製造件数	特定細胞加工物の提供先の再生医療等提供機関の名称

3　苦情の処理状況について

苦情の発生件数及び苦情の内容	
苦情の発生を受けて講じた措置がある場合にはその内容	

別紙様式第八（省令第百十二条関係）（裏面）

4　特定細胞加工物の提供先の再生医療等提供機関から通知を受けた疾病等の発生に係る情報

疾病等の発生に係る情報	
疾病等の発生があった再生医療等提供機関の名称	
疾病等の発生があった年月日	
疾病等の発生の内容	
再生医療等提供機関による疾病等の発生に対する措置状況	
特定細胞加工物製造事業者よる対策等の内容	

5　連絡先

担当部署	
電話番号	
ＦＡＸ番号	
電子メールアドレス	

（留意事項）
1　用紙の大きさは、日本工業規格A4とすること。
2　提出は、正本1通とすること。
3　各項目の記載欄にその記載事項の全てを記載する事ができないときには、同欄に「別紙のとおり。」と記載し、別紙を添付すること。

別紙様式第七(省令第百七条関係)

重大事態報告書

年　月　日

厚生労働大臣　　｝殿
地方厚生局長

事業者　　住　所　｛法人にあっては、主たる事務所の所在地｝

氏　名　｛法人にあっては、名称及び代表者の氏名｝　　印

　下記のとおり、特定細胞加工物の安全性の確保に重大な影響を及ぼすおそれがある事態が生じたので、再生医療等の安全性の確保等に関する法律施行規則第107条第1項の規定により報告します。

記

1　基本情報

細胞培養加工施設の施設番号	
細胞培養加工施設の名称	
許可若しくは認定を受けた年月日又は届出を行った年月日	

2　重大な影響を及ぼすおそれがある事態について

重大な影響を及ぼすおそれがある事態の内容	
重大な影響を及ぼすおそれがある事態に係る特定細胞加工物の提供先の再生医療等提供機関の名称	
重大な影響を及ぼすおそれがある事態に係る特定細胞加工物の提供先の再生医療等提供機関へ報告を行った年月日	
講じた措置	

(留意事項)
1　用紙の大きさは、日本工業規格A4とすること。
2　提出は、正本1通とすること。
3　各項目の記載欄にその記載事項の全てを記載する事ができないときには、同欄に「別紙のとおり。」と記載し、別紙を添付すること。
4　2の「重大な影響を及ぼすおそれがある事態の内容」の欄には、重大な影響を及ぼすおそれがある事態があった年月日及び当該事態の内容を記載すること。

様式第二十九（第八十八条関係）
Form No. 29 (related to Article 29)

特定細胞加工物製造廃止届書
Application for abolition of foreign cell processor

年　　月　　日
Date (Year / Month / Day)

厚生労働大臣
地方厚生局長 　殿　To Minister of Health, Labour and Welfare or
the Director-General of a Regional Bureau of Health and Welfare

住　所 Address	邦　文 Japanese	法人にあっては、主たる事務所の所在地 Location of the head office in case of a corporation
	外国文 Foreign language	

氏　名 Name	邦　文 Japanese	法人にあっては、名称及び代表者の氏名 Name of the corporation and its representative in case of a corporation
	外国文 Foreign language	

印又は署名 / Signature

下記のとおり、特定細胞加工物の製造を廃止したので、再生医療等の安全性の確保等に関する法律第41条の規定により届け出ます。
I hereby apply for the abolition of the foreign cell processor by Article 41 of the Act on the Safety of Regenerative Medicine as indicated below.

記

細胞培養加工施設の施設番号及び許可、認定又は届出年月日　Number and date of the accreditation	
細胞培養加工施設の名称　Name of the cell processing facility	
廃止年月日 The date of abolition	
廃止の理由　Reasons	

（留意事項）
1　用紙の大きさは、日本工業規格A4とすること。
　　Use paper of Japanese Industrial Standards Size A4.
2　提出は、正本1通とすること。
　　Applicant should submit an original form.
3　各項目の記載欄にその記載事項の全てを記載する事ができないときには、同欄に「別紙のとおり。」と記載し、別紙を添付すること。
　　In case there is not enough space to fill in all the information in the column, write "See attached paper" in the column and attach another paper on which all the information is written.

様式第十七（第七十六条、第八十四条関係）（表面）
Form No. 17 (related to Article 76 and 84) (Face side)

| 収　入 |
| 印　紙 |
| Revenue Stamp |

許　可　証
認　定　証　書換え交付申請書

Application for rewrite issue of accreditation

年　　　月　　　日
Date (Year / Month / Day)

厚生労働大臣
地方厚生局長　｝殿

To Minister of Health, Labour and Welfare or
the Director-General of a Regional Bureau of Health and Welfare

住　所　Address
- 邦　文 Japanese
- 外国文 Foreign language

｛法人にあっては、主たる事務所の所在地
Location of the head office in case of a corporation｝

氏　名　Name
- 邦　文 Japanese
- 外国文 Foreign language

｛法人にあっては、名称及び代表者の氏名
Name of the corporation and its representative in case of a corporation｝

印又は署名 / Signature

下記のとおり、許　可　証／認　定　証 の書換え交付を、再生医療等の安全性の確保等に関する法律施行規則第76条第1項（第84条において準用する場合を含む。）の規定により申請します。

I hereby apply for rewrite issue of accreditation by Article 76, Paragraph 1 applied by Article 84 of the Ministerial order on the Safety of Regenerative Medicine as indicated below.

記

細胞培養加工施設の施設番号及び許可年月日又は認定年月日　Number and date of the accreditation	
細胞培養加工施設の名称 Name of the cell processing facility	

様式第十七（第七十六条、第八十四条関係）（裏面）
Form No. 17 (related to Article 76 and 84)(Reverse side)

変更内容 Changes	変更事項 Changed items	
	変更前　　　Before	
	変更後　　　After	
	変更年月日 The date of changes	
	変更理由 Reasons	

※複数該当がある場合は、上記項目を複写して記載すること
If there are multiple subjects, please copy and describe the column.

（留意事項）
1　用紙の大きさは、日本工業規格A4とすること。
　　Use paper of Japanese Industrial Standards Size A4.
2　提出は、正本1通とすること。
　　Applicant should submit an original form.
3　各項目の記載欄にその記載事項の全てを記載する事ができないときには、同欄に「別紙のとおり。」と記載し、別紙を添付すること。
　　In case there is not enough space to fill in all the information in the column, write "See attached paper" in the column and attach another paper on which all the information is written.
4　外国の特定細胞加工物製造事業者にあっては、外国語により申請者の住所及び氏名を並記すること。また、署名をもって押印に代えることができるものとする。
　　In case of foreign cell processor, the address and name of the appicant should be written in Japanese and foreign language. Also the signature may be in place of the stamp.
5　収入印紙は、厚生労働大臣又は地方厚生局長に提出する申請書に貼り、消印をしないこと。
　　Put revenue stamp only on the original form, not on its copy. Do not cancel it.

様式第十八(第七十七条、第八十四条関係)

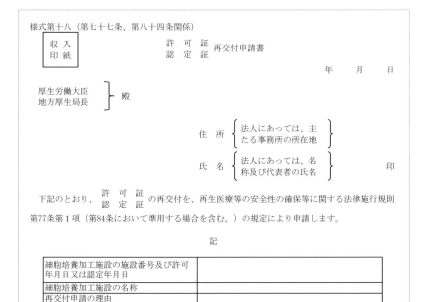

細胞培養加工施設の施設番号及び許可年月日又は認定年月日	
細胞培養加工施設の名称	
再交付申請の理由	

(留意事項)
1 用紙の大きさは、日本工業規格A4とすること。
2 提出は、正本1通とすること。
3 各項目の記載欄にその記載事項の全てを記載する事ができないときには、同欄に「別紙のとおり。」と記載し、別紙を添付すること。
4 外国の特定細胞加工物製造事業者にあっては、外国語により申請者の住所及び氏名を並記すること。また、署名をもって押印に代えることができるものとする。
5 収入印紙は、厚生労働大臣又は地方厚生局長に提出する申請書に貼り、消印をしないこと。

CHAPTER 7 | 参考通知一覧（CD-ROM収録）

7. 参考通知一覧（CD-ROM収録）

(発出年月日順)

1) H16.7.9 薬食発0709004号「薬事法及び採血及び供血あつせん業取締法の一部を改正する法律等の施行について」
2) H18.2.14 事務連絡「外国製造業者認定に関する質疑応答集（Q&A）について」
3) H22.10.8 薬食審査発1008第1号「医薬品及び医薬部外品に関する外国製造業者の認定申請の取扱いについて」
4) H22.10.13 薬食発1013第2号「医薬品等の製造業の許可及び外国製造業者の認定の申請書に添付する様式等の改正について」
5) H26.8.6 薬食発0806第3号「薬事法等の一部を改正する法律等の施行等について」
6) H26.8.12 薬食機参0812第5号「再生医療等製品の製造販売承認申請に際し留意すべき事項について」
7) H26.10.9 薬食監麻発1009第1号「再生医療等製品に係る「薬局等構造設備規則」、「再生医療等製品の製造管理及び品質管理の基準に関する省令」及び「医薬品、医薬部外品、化粧品及び再生医療等製品の品質管理の基準に関する省令」の取扱いについて」
8) H26.10.24 薬食審査発1024第2号・薬食機参発1024第1号・薬食安発1024第9号・薬食監麻発1024第15号「コンビネーション製品の承認申請における取扱いについて」（H28.11.22改正）
9) H26.10.27 薬食審査発1027第3号「フレキシブルディスク申請等の取扱い等について」※1
   ※1 元号改正に伴い一部改正された。
   9-1) R1.5.7 薬生薬審発0507第1号・薬生機審発0507第1号「「フレキシブルディスク申請等の取扱い等について」の一部改正について」」
10) H26.10.31 医政研発1031第1号「「再生医療等の安全性の確保等に関する法律」、「再生医療等の安全性の確保等に関する法律施行令」及び「再生医療等の安全性の確保等に関する法律施行規則」の取扱いについて」※2
    ※2 特定細胞加工物製造業者に直接関係する事項の変更はないが、臨床研究法（H29 法律第16号）との運用の整合性を図るため、再生医療等の安全性の確保等に関する法律施行規制及び臨床研究法施行規制の一部を改正する省令（H30 厚生労働省令第140号）が施行されたことに伴い、本通知も2回に分けて一部改正された。
    10-1) 認定再生医療等委員会関係：H30.11.30 医政研発1130第1号『「「再生医療等の安全性の確保等に関する法律」、「再生医療等の安全性の確保等に関する法律施行令」及び「再生医療等の安全性の確保等に関する法律施行規則」の取扱いについて」の一部改正について』
    10-2) 再生医療等提供計画関係：H31.4.1 医政研発0401第1号『「「再生医療等の安全性の確保等に関する法律」、「再生医療等の安全性の確保等に関する法律施行令」及び「再生医療等の安全性の確保等に関する法律施行規則」の取扱いについて」の一部改正について』

11) H26.11.19 医政研発1119第1号「国が行う特定細胞加工物の製造の許可等における登録免許税及び手数料に係る事務処理について」
12) H26.11.21 薬食機参発1121第1号「再生医療等製品の販売業の許可に関する取扱いについて」
13) H26.11.21 事務連絡「再生医療等の安全性の確保等に関する法律等に関するQ&Aについて」※3

※3 国内の特定細胞加工物製造事業者に直接関係する事項ではないが、以下のとおりQ&Aが追加で発出されている。

 13-1) H27.6.18 事務連絡「再生医療等の安全性の確保等に関する法律等に関するQ&A（その2）について」

 13-2) H28.4.4 事務連絡「再生医療等の安全性の確保等に関する法律等に関するQ&A（その3）について」

 13-3) H30.11.30 事務連絡「再生医療等の安全性の確保等に関する法律等に関するQ&A（その4）について」

14) H26.11.21 事務連絡「再生医療等提供計画等の記載要領等について」（H31.4.26改正）
15) H28.10.19 事務連絡「再生医療等提供状況定期報告書等の記載要領について」
16) H29.6.26 薬生発0626第3号「医薬品の製造販売業者における三役の適切な業務実施について」
17) H29.9.29 薬生発0929第4号「医薬品等適正広告基準の改正について」
18) H30.1.17 事務連絡「医薬品の製造販売業者における三役の適切な業務実施についてのQ&A」

免責事項

本手引きは、一般社団法人再生医療イノベーションフォーラム（FIRM）の規制制度部会 業許可申請等の手引き作成WG（旧 再生医療等製品製造販売指針等作成WG）が参加メンバーによる議論等を経て作成したものである。FIRMは、その内容の完全性・正確性・有用性・安全性等について保証するものでなく、本手引きを使用することによって生じる問題などに対して一切責任を負わない。したがって、本手引きの使用者は、本手引きを使用した活動によって発生するいかなる問題（第三者の知的財産権の侵害を含む）に対しても、自らの費用及び責任で解決しなければならないことを認識して、本手引きを使用されたい。

なお、本手引き自体はわが国の行政や規制当局によって承認されたものではない。本手引きの情報は、本手引き公開時点の情報であり、本手引きの内容は事前に予告なく変更されることがある。また、関連する法律の改正により手続きが変更されることがある。本手引きは、再生医療等に係る業態の取得・管理に関する留意点を示したものであり、規制当局による許可等を保証するものではない。

著作権

本手引きの著作権は、一般社団法人再生医療イノベーションフォーラム（FIRM）に帰属するものであり、当法人の許可なく、複製、転載、改変等をしてはならない。

索引

「再生医療等製品」の定義（薬機法第2条第9項）・・・・・・・・・・・・・・・・・・・・・・・・・・・・・・・・・ 11
「特定細胞加工物」の定義（再生医療法第2条第4項）・・・・・・・・・・・・・・・・・・・・・・・・・・・ 11
再生医療等製品製造販売業に関係する主な省令・・・・・・・・・・・・・・・・・・・・・・・・・・・・・・・ 23
まとめ（製造販売業）〈再生医療等製品製造販売業の申請・届出に係る添付資料一覧〉 24
再生医療等製品製造業に関係する主な省令・・・・・・・・・・・・・・・・・・・・・・・・・・・・・・・・・・・ 32
まとめ（製造業）〈再生医療等製品製造業の申請・届出に係る添付資料一覧〉・・・・・ 33
再生医療等製品販売業に関係する主な省令・・・・・・・・・・・・・・・・・・・・・・・・・・・・・・・・・・・ 36
特製細胞加工物製造事業者に関係する主な通知等・・・・・・・・・・・・・・・・・・・・・・・・・・・・ 50

図1 薬機法における3つの業態（製造販売業、製造業、販売業）・・・・・・・・・・・・・・・・ 12
図2 販売業が不要の場合（薬機法第40条の5第1項ただし書）・・・・・・・・・・・・・・・・・ 14
図3 再生医療法における製造の業態・・ 15
表1-1 再生医療等製品及び特定細胞加工物の業許可申請等に係る許可権者・・・・・・ 16
表2-1 再生医療等製品製造販売業の許可申請に係る提出資料一覧・・・・・・・・・・・・・・ 20
表2-2 再生医療等製品製造管理者の承認申請に係る提出資料一覧・・・・・・・・・・・・・・ 25
表2-3 再生医療等製品製造業の許可申請に係る提出資料一覧・・・・・・・・・・・・・・・・・・ 26
表2-4 再生医療等製品外国製造業者の認定申請に係る提出資料一覧・・・・・・・・・・・・ 29
表2-5 再生医療等製品販売業の許可申請に係る提出資料一覧・・・・・・・・・・・・・・・・・・ 35
表3-1 細胞培養加工施設の種類ごとの手続き・・・・・・・・・・・・・・・・・・・・・・・・・・・・・・・・ 45
表3-2 特定細胞加工物製造業者の許可申請等に係る提出資料一覧・・・・・・・・・・・・・・ 46
表3-3 細胞培養加工施設の製造・品質管理に係る手順書等・・・・・・・・・・・・・・・・・・・・ 48
表4-1 各責任者等の要件・・・ 55

6. 様式集 ・・ 67
薬機法関係
   業者コード登録票 ・・・ 68
   様式第九 ・・ 70
   様式第十一 ・・ 72
   様式第七十五の十六 ・・ 74
   様式第十六（一） ・・ 75
   様式第十二 ・・ 76
   様式第十四 ・・ 78
   様式第九十四の二 ・・ 80
   様式第九十四の四 ・・ 82
   様式第六 ・・ 84
   様式第八 ・・ 86
   様式第三 ・・ 87
   様式第四 ・・ 88
再生医療法関係
   様式第二十 ・・ 89
   様式第十四 ・・ 90
   様式第十九 ・・ 92
   様式第十六 ・・ 94
   様式第二十七 ・・ 96
   様式第二十八 ・・ 98
   別紙様式第八 ・・ 100
   別紙様式第七 ・・ 102
   様式第二十九 ・・ 103
   様式第十七 ・・ 104
   様式第十八 ・・ 106

FIRMについて

| 名 称 |

一般社団法人再生医療イノベーションフォーラム
Forum for Innovative Regenerative Medicine (略称は「FIRM」)

| 所在地 |

〒103-0023　東京都中央区日本橋本町二丁目3番11号
日本橋ライフサイエンスビルディング 6F
TEL: 03-6262-1575　FAX: 03-6262-1576

| 設立年月日 |

2011年6月17日(設立登記)

| 会 員 |

法人会員255社　個人会員12名 （2019年7月現在）

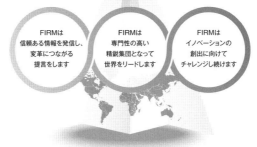

再生医療および細胞治療は、既存の医薬品や医療機器等にはない新たな概念の医療技術として大いに期待されます。本法人は、既存の医療で充足感を得られていない患者さん並びに医療現場に新たな選択肢となる医療技術を提供すること、及び産・官・学が一体となって我が国が世界の再生医療をリードすることを目指し、研究成果の速やかな事業化、産業確立に向けた業界、社会体制の整備まで包括的な取り組みを積極的に行います。

事業内容

1. 国際的視点に立った再生医療の産業化戦略及び課題に関する提言と解決に向けた行動
2. 国内外の再生医療に関わる関係者との交流並びに提携
3. 再生医療に関する調査及び統計の実施と公表
4. 再生医療に関する研究会、公開講座等の開催、運営
5. 前各号に掲げる事業に附帯又は関連する事業

執筆者一覧 (FIRM)

FIRM規制制度部会

業許可申請等の手引き作成WG（旧 再生医療等製品製造販売指針等作成WG）
執筆メンバー（◎リーダー、○サブリーダー）

◎	吉村 圭司	株式会社ジャパン・ティッシュ・エンジニアリング
○	井田 俊子	アステラス製薬株式会社
	岡部 裕美	第一三共株式会社
	小谷 優子	株式会社大塚製薬工場
	佐藤 浩之	株式会社セルシード
	進藤 孝之	富士ソフト・ティッシュエンジニアリング株式会社
	高尾 美佐子	ロート製薬株式会社
○	手嶋 保智	ノバルティスファーマ株式会社
	拝野 誠	科研製薬株式会社
	藤井 文子	富士ソフト株式会社
	古市 将志	セルジーン株式会社

（氏名名簿順、敬称略）

デザイン・DTP：株式会社TONEGAWA 伊藤 恵、三木 耕一、木村 清和

再生医療に携わる国内外の企業・医療機関のために
薬機法・再生医療法に基づく再生医療等製品及び特定細胞加工物に係る業許可・更新申請等の手引き

NDC491

2019年8月15日 発行

著　者	一般社団法人再生医療イノベーションフォーラム
発行者	小川 雄一
発行所	株式会社 誠文堂新光社
	〒113-0033 東京都文京区本郷3-3-11
	編集 電話03-5800-5779
	販売 電話03-5800-5780
	http://www.seibundo-shinkosha.net/
印刷・製本	株式会社 大熊整美堂

©2019, Forum for Innovative Regenerative Medicine. Printed in Japan. 検印省略 禁・無断転載

落丁・乱丁の場合はお取り替えいたします。本書に掲載された記事の著作権は著者に帰属します。
これらを無断で使用し、展示・販売・レンタル・講習会等を行うことを禁じます。
本書のコピー、スキャン、デジタル化等の無断複製は、著作権法上での例外を除き、禁じられています。
本書を代行業者等の第三者に依頼してスキャンやデジタル化することは、たとえ個人や家庭内での利用であっても著作権法上認められません。

JCOPY 〈(一社)出版者著作権管理機構 委託出版物〉
本書を無断で複製複写（コピー）することは、著作権法上での例外を除き、禁じられています。
本書をコピーされる場合は、そのつど事前に、(一社)出版者著作権管理機構（電話03-5244-5088／FAX 03-5244-5089／e-mail:info@jcopy.or.jp）の許諾を得てください。

ISBN978-4-416-91906-4